鹿鸣心理

心理咨询师系列

儿童青少年焦虑：

发生与
预防

杨智辉　崔　伟

著

ERTONG QINGSHAONIAN JIAOLÜ: FASHENG YU YUFANG

U0281699

重庆大学出版社

前　言

　　焦虑是人类群体中普遍存在的情绪问题，几乎所有人都经历过。焦虑是一种对未来过分担忧并伴有生理性紧张的躯体症状和退缩等行为反应的消极情绪问题，其本质是对未来的不确定性感到不安。焦虑多发病于童年期和青少年期，若不加干预可能会发展成焦虑障碍，并一直持续到成年期，严重影响成年后的正常生活。

　　社交焦虑、公众演讲焦虑、考试焦虑、学习焦虑、健康焦虑、广泛性焦虑、分离焦虑、智能手机成瘾焦虑、体育表现焦虑和体象焦虑常见于儿童青少年群体。儿童青少年焦虑的发生、发展是遗传因素、家庭环境、学校环境、社会环境以及个体自身特征共同作用的结果。因此，在预防与干预儿童青少年焦虑时，应该从家庭、学校、社会以及儿童青少年自身因素着手，找到与儿童青少年焦虑发生、发展有关的风险因素，并采取恰当的方法进行预防和干预。

　　本书共三篇。在第一篇中，我们将介绍焦虑的内涵、十种常见于儿童青少年群体的焦虑以及焦虑对儿童青少年的影响等内容。在第二篇中，我们将从遗传因素、生物学因素、神经解剖学基础、家庭环境、学校环境、社会环境以及儿童青少年自身特征等方面探讨儿童青少年焦虑的发生基础。在第三篇中，我们将阐述常用于评估儿童青少年焦虑的有效方法和指标，并且对预防儿童青少年焦虑的有效模式进行初步探索。

最后，在附录中，我们详细介绍了预防个体焦虑的团体治疗方案，以供读者参考。

目　录

第一篇　儿童青少年焦虑概述

第一章　焦虑是什么

几乎所有人都体验过焦虑。当幼儿必须离开父母，儿童不得不参加学业考试，青少年面对公众演讲时，都可能产生焦虑。这些焦虑的表现均属正常，还可能成为个体适应生活、迎接挑战的动力。然而，如果个体的焦虑体验频繁、持续且严重影响正常生活，则其可能正在经历焦虑障碍，这时就必须寻求专业的帮助。那么，究竟什么是焦虑？如何区分正常焦虑和焦虑障碍？焦虑有哪些类型？与其他情绪问题有何关系？本章将对以上这些问题进行详细介绍。

焦虑的内涵

焦虑是人类特有的情绪吗？动物会焦虑吗？早期研究者对这一问题进行了深入探讨。葛斯汀认为动物也会焦虑，且他用原始的惊恐反应形容动物焦虑。然而，苏利文却认为动物不会焦虑。紧接着，莫勒指出，将动物与人类放到一起，并处于特殊的实验心理关系情境中时，动物才会焦虑。后来，利戴尔以羊为实验对象对其研究后发现，动物并不具备与人类同等意义的焦虑，它们只具有一种原始简单的情绪——"警戒"。利戴尔的观点被众多研究者认可，焦虑为人类特有，是人类社交活动的产物（May, 2016）。

焦虑在所有问题行为中的发生率最高，约28.8%的个体在其一生中都会经历焦虑（Kessler et al., 2005）。焦虑是一种对未来过分担忧并伴有生理性紧张的躯体症状和退缩等行为反应的消极情绪问题（Barlow, 2002）。焦虑的个体常常会体验到不舒适感，经历肌肉紧张、心跳加速、退缩等生理变化及行为反应。焦虑的本质是对未来不确定性事情的担心。当个体面临不确定性情境，又不能保证其选择一定正确，无法预测最终结果时，焦虑就会产生（Chansky, 2014）。

每个人在生活中都可能会遭遇不确定性事件，也都可能会错误地解释或者估计某种情境。有时，个体产生焦虑情绪很正常，这种焦虑可能有助于任务完成和问题解决。但是，如果个体频繁地体验到较高水平的焦虑，而且严重影响正常生活，那么其可能已患上焦虑障碍，必须寻求专业的帮助（Antony et al., 2014）。

研究者以往根据焦虑程度，将其分为四类，即低度焦虑、中度焦虑、过度焦虑和极度焦虑（杨智辉，2013）。多数人认为低度焦虑并非焦虑。低度焦虑的个体最放松，创造力和想象力也最丰富，人类历史上许多的伟大创造和发明就产生于这种状态。当面对需要完成却尚未完成的任务时，个体可能会产生中度焦虑，该种焦虑能够提高个体完成任务的动机，驱使个体努力工作。中度焦虑的个体将大部分注意力都集中在需要完成的任务上，此时，个体的工作效率最高。有些个体在遇到较重大事件时，如面试、考试等，就会出现失眠、食欲不振、无法正常思考等症状。此时，他们就处于过度焦虑中，其注意力被局限于事件结果，不必要的担心将一直持续，直到事件结束。该种焦虑会干扰事件的正常进行，并导致不良后果。过度焦虑虽未达到焦虑障碍的诊断标准，但其症状表现与焦虑障碍类似。有较少个体会在某些事件中表现出极度焦虑，该种焦虑不仅影响个体正常的生活、学习和工作，而且很多极度焦虑者会出现自伤或伤人等情况。极度焦虑属于焦虑障碍，需要到精神科或心理门诊接受治疗。

需要指出的是，美国精神病学会出版的《精神障碍诊断与统计手册（第五版）》（DSM-5）将焦虑障碍分为分离焦虑障碍、选择性缄默症、特定恐惧症、社交焦虑障碍、惊恐障碍、广场恐惧症、广泛性焦虑障碍七个主要亚类以及物质/药物所致焦虑障碍、其他躯体疾病所致焦虑障碍、其他特定焦虑障碍和未特定焦虑障碍。

儿童青少年焦虑

焦虑是儿童青少年群体中常见的消极情绪问题。世界范围内儿童青少年焦虑的发生率约为 6.5%（Polanczyk et al., 2015），我国大约有 6.9% 的儿童青少年存在焦虑问题（Leung et al., 2008），而且女孩比男孩更易经历焦虑。焦虑多发病于童年期，无法自行缓解，若不加干预将一直持续到青少年期乃至成年期，且增加个体后期患焦虑障碍的风险（Goodwin et al., 2004）。焦虑属于内化问题行为，具有隐蔽性，不易被察觉，也不会对他人构成直接威胁，因而常被忽视，难以得到专业的帮助与治疗。

焦虑对儿童青少年的危害颇大，可能会导致他们在健康、社会关系、职业以及家庭生活等方面受损，使其成为医疗资源的沉重负担。因恐惧社交，焦虑的儿童青少年几乎没有朋友；因恐慌或分离焦虑，焦虑的儿童青少年不愿意上学；因害怕蒙羞、尴尬，焦虑的儿童青少年不愿意参加体育活动等其他社交活动。焦虑的儿童青少年通常会反复确认自身安全、花费大量的时间和精力为某事做准备、夜晚难以入睡等（Chansky，2014）。

为有效识别儿童青少年焦虑，减缓或避免焦虑对儿童青少年的消极影响，本书第二篇将系统探讨导致儿童青少年焦虑的相关因素，第三篇将对儿童青少年焦虑的评估方法以及预防措施进行详细介绍。

焦虑与抑郁的关系

焦虑以对未来潜在威胁的过度担忧以及生理的过度唤醒为特征。抑郁与缺乏兴趣、低动机、心理行动水平降低以及对自我的评价消极有关（徐夫真，2012）。焦虑与抑郁是临床上的常见症状，在诊断分类标准中两者是独立的分类，但实际上两者常同时存在于一个个体。目前，关于焦虑和抑郁的关系有三种观点：其一为一元论，即焦虑和抑郁是同一疾病的两种表现形式；其二为二分论，即焦虑和抑郁是两种不同性质的疾病；其三为三分论，即焦虑和抑郁共病是一种不同于焦虑和抑郁障碍的独特的疾病实体。

焦虑和抑郁一元论的证据如下。早在 1934 年就有研究者指出焦虑症状是抑郁的一部分。从流行病学上讲，一半以上的抑郁症患者同时存在焦虑障碍，其中约 20% 患有广泛性焦虑障碍，20%～30% 患有惊恐障碍。42% 的广泛性焦虑障碍患者在一生中至少有过一次抑郁发作。例如，有些个体在广泛性焦虑障碍发作后不久发生抑郁，有些惊恐障碍患者在一生的某段时间有过重度抑郁发作，还有些患者先出现惊恐发作然后出现抑郁。从临床表现上讲，焦虑和抑郁有许多相同的症状，如睡眠障碍、食欲变化、注意力难集中、易激惹、疲劳、缺乏精力、有自杀念头，以及非特殊性心、肺或胃肠道症状等。从影响因素上讲，焦虑和抑郁可能具有共同的遗传因素。例如，有研究发现，惊恐障碍患者的一级亲属发生抑郁和惊恐的风险较高。而且早发性抑郁与焦虑家族史、社交恐惧症和强迫症有关。

焦虑和抑郁二分论的证据如下。从流行病学上讲，焦虑和抑郁的共病率并非 100%。从临床表现上讲，焦虑多发病于 16～40 岁，尤以 20 岁为多，抑郁症可发病于少年，也可发病于老年。焦虑障碍患者警觉性增高，常出现害怕和紧张不安等症状，抑郁症患者通常情绪低落，快感和兴趣丧失。抑郁症患者会出现精神运动性阻滞，但焦虑障碍者无这一症状。从影响因素上讲，焦虑与失业等危险性生活事件有关，抑郁与亲人去世等丧失性生活事件有关。另外，焦虑和抑郁均与童年期的性虐待、被忽视或遭受暴力等负性事件有关，但是成年期遭受的性虐待和暴力等负性事件只与抑郁有关。

焦虑和抑郁三分论的证据如下。相比于单纯的焦虑或抑郁，焦虑和抑郁共病的症状重、病程长、社会功能受损严重、自杀率高而且预后差，因此，有人认为它是不同于焦虑和抑郁的第三种疾病。从临床症状上讲，与单纯焦虑或抑郁相比，焦虑和抑郁共病患者的社交不适、回避、痛苦和自我评价低等症状较重，内疚、早醒、厌食、快感缺失、自杀、注意力集中困难和易疲劳等症状较多，精神运动性阻滞等症状较轻。从影响因素上讲，焦虑和抑郁共病患者家族中焦虑障碍和心境障碍的患病风险均较高。在童年期与成年期均遭遇性虐待、被忽视或暴力、子女或配偶死亡、离异等负性生活事件者可能患焦虑和抑郁共病。

总之，焦虑和抑郁在流行病学、临床表现等方面既有联系又有区别。两者的关系究竟如何，还有待进一步研究证实（袁勇贵，2014）。

焦虑与紧张的关系

紧张情绪是个体生活的重要部分，也是无法避免的部分，在任何时间、任何情境或事件中都有可能产生。导致个体产生紧张情绪的情境或事件可能是正性的，也可能是负性的。个体的紧张情绪主要来源于日常生活。对成年人而言，他们必须抚养子女、照顾老人、料理家务、努力工作以及适应社会变化，等等。这些来自日常生活的要求与压力，就可能导致他们产生紧张情绪（Fucksman，2005）。

对儿童青少年来说，其紧张情绪主要与家庭、学业和人际关系有关。在家庭中，父母的过度控制、保护、批评等养育行为以及对子女的较高期望，不断加重子女的负担，让子女参加各种课外课程，都将减少子女放松和消除紧张的机会。在学业上，儿童青少年的学业课程逐渐增加，学业要求不断提高，其紧张度也随之增加。在人际关系上，随着儿童青少年年龄的增长，与父母的相处时间逐渐减少，同伴将陪伴其度过大部分时间（Shaffer et al.，2009）。在与同伴相处的过程中，如何增加受欢迎程度、如何处理同伴欺凌等问题都可能增加儿童青少年的紧张度。

研究者通常采用《生活事件量表》测量成年人的紧张度。在这一量表中，所有生活事件按照其产生心理压力的严重程度以及使个体产生身体反应的大小程度，从高到低依次排列。爱人离世、家人患病、婚姻破裂等事件对成年人的影响最大，工作责任增大、生活环境改变等事件对他们的影响最小。

该量表中的一些项目同样也适用于儿童青少年群体。在表 1-1 中列出了 43 项可能导致儿童青少年紧张的生活事件，涵盖家庭、学校、人际关系以及社交活动等多个方面。其中，父亲或母亲死亡、父母离异或者父母分居是导致儿童青少年紧张度较高的压力事件，观看电视的次数发生变化、参加生日聚会、因没有讲实话而受到惩罚等对儿童青少年影响较小，其紧张度较低。

虽然，紧张是个体焦虑的重要来源，但其并不一定会导致焦虑。

如果个体能够有意识地改变自己，适时地调节紧张情绪，使身心尽快恢复，就能够降低紧张情绪对自身的影响，也将减少焦虑产生的可能性。例如，个体可以采取加强体育锻炼、适当休息、合理安排作息以及接受心理咨询等方法缓解紧张情绪，恢复身心平衡。相反，如果个体未及时采取身心恢复措施调整紧张情绪，或者采取的措施未能满足改善紧张情绪的需求，此时个体的身心就会失去平衡，并可能表现出焦虑症状。此外，紧张情绪对个体的影响具有累加效应，在较长的一段时期内，如果来自各压力事件的紧张情绪均未有效解决，则这些紧张情绪将相互结合，最终也将导致个体焦虑（Fucksman，2005）。

表 1-1　儿童青少年生活事件量表

生活状况变化事件	紧张分值	紧张度得分
父亲或母亲死亡	100	
父母离异	73	
父母分居	65	
离开父亲或母亲（寄养，父亲或母亲的抚养权被终止，亲戚代养）	65	
父亲或母亲经常出差	63	
与之关系密切的家庭成员死亡	63	
个人受伤、受虐待或者生病	53	
父亲或母亲再婚	50	
父亲或母亲失业	47	
曾经分居的父母再度复合	45	
母亲开始离家外出工作	45	
家庭成员健康状况发生变化	44	

生活状况变化事件	紧张分值	紧张度得分
母亲怀孕	40	
在学校遇到困难	39	
同胞弟、妹出生	39	
学校生活的重新适应（换了老师或班级）	39	
家庭经济状况发生改变	38	
亲密朋友受伤或生病	37	
开始参加课外活动（例如学音乐、参加体育活动等）或课外活动内容发生变化	36	
在与兄弟姐妹打过几次架后，双方关系发生变化	35	
在学校遭受暴力侵袭	31	
个人财物被盗	30	
家庭对子女的责任状况发生改变	29	
哥哥或姐姐离开家庭	29	
与祖父母一起生活的不幸处境	29	
未达成的个人成就	28	
迁居至其他城市	26	
移居至城镇的另一个地区	26	
有了一只新宠物或丢失了自己的宠物	25	
必须改变某些个人习惯	24	
临时看护者或白日看护者改变了看护时间	20	
搬进新家	20	
换了学校	20	
改变习惯的玩耍方式	19	

续表

生活状况变化事件	紧张分值	紧张度得分
要同家人一起度假	19	
周围的朋友发生变化	18	
要去夏令营度假	17	
睡眠习惯发生改变	16	
全家团聚的频率发生改变	15	
进食习惯发生变化	15	
观看电视的次数发生变化	13	
参加生日聚会	12	
因没有讲实话而受到惩罚	11	

资料来源：福克斯曼. 忧虑的孩子：儿童焦虑症的确认与心理康复［M］. 张胜康，译. 成都：四川科学技术出版社，2005.

焦虑与恐惧的关系

人们在日常生活中会体验到焦虑和恐惧。例如，个体会因为担心考试成绩不理想而焦虑；会因为被一条狂吠的狗追赶而恐惧。尽管焦虑与恐惧常被混用，但其实两者是两个不同的概念。焦虑是个体对未来可能发生的危险的担忧，主要指向未来的危险。焦虑会引发一些生理反应，如头痛、肌肉僵硬或者心跳加快等。与此不同，恐惧是个体对真实存在的或即刻的危险的情绪反应，主要针对即刻的危险（Antony et al.，2014）。为了尽快逃离危险，恐惧会引发强烈的生理恐慌反应，如心跳加快、血压上升或者出汗等。焦虑与为未来危险做准备的肌肉紧张和警觉、谨慎或回避行为有关。恐惧与战斗或逃跑反应（即对即刻危险的身体反应）所需的自主神经的警醒、即刻的危险以及逃跑行为有关。两者虽有不同，却也有所重叠。焦虑与恐惧水平都可以通过回避行为降低。另外，惊恐发作作为一种主要的焦虑障碍，其实也是一种特殊类型的恐惧反应（DSM-5，2013）。

焦虑障碍及其分类

儿童青少年期的焦虑障碍常见类型有分离焦虑障碍、选择性缄默症、特定恐惧症、社交焦虑障碍、惊恐障碍、广场恐惧症、广泛性焦虑障碍。以下是 DSM-5 当中的诊断标准，读者可以大概了解一下，但如果要做出专业的诊断，还需咨询有诊断资质的医生或心理咨询师。

1. 分离焦虑障碍

分离焦虑障碍多发病于学前期或儿童期，基本特征是持续地害怕或担心主要依恋对象受到伤害、发生不良事件导致其失去主要依恋对象或与主要依恋对象分离，并伴有做噩梦和不良的躯体症状等表现，其害怕或担心的程度与心理发育水平不符。儿童青少年的分离焦虑障碍多与广泛性焦虑障碍和特定恐惧症共病。成年人的分离焦虑障碍多与特定恐惧症、创伤后应激障碍、惊恐障碍、广泛性焦虑障碍、社交焦虑障碍、广场恐惧症、强迫症以及人格障碍共病。根据 DSM-5，分离焦虑障碍的诊断标准如下：

（1）分离焦虑障碍个体过度地焦虑或害怕离家或与依恋对象分离，且焦虑程度与发育阶段不相称（诊断标准）。至少符合以下 3 项：

- 当与主要依恋对象分离或预期分离时，产生反复的极度的痛苦。

- 持续且过度地担心失去主要依恋对象，或担心主要依恋对象受到疾病、灾难等的伤害。

- 持续且过度地担心自己遭遇不测（如走失、绑架等），导致与主要依恋对象分离。
- 因害怕与主要依恋对象分离，不愿或拒绝独自外出。
- 持续且过度地害怕或不愿意独处或在家或其他环境中想与主要依恋对象在一起。
- 持续地不愿或拒绝睡觉，或是在没有主要依恋对象陪伴时睡觉。
- 反复做与离别有关的噩梦。
- 当与主要依恋对象分离或预期分离时，出现头疼、腹部不适及恶心等躯体症状。

（2）这些症状必须持续困扰儿童及 18 岁以下青少年至少 4 周，成年人 6 个月或更长时间。

（3）这些症状必须引起临床意义的痛苦，或导致社交、学业、职业或其他重要社会功能的损害。

2. 选择性缄默症

选择性缄默症多发病于 5 岁前，但通常在儿童入学后才能引起临床关注，基本特征是即使个体在某些情境中能够正常发言，但是经常在被期待发言的社交场合（如学校）无法发言。无法正常发言影响个体学业或职业成就，或者干扰其正常社会交往。选择性缄默症主要与社交焦虑障碍、分离焦虑障碍以及特定恐惧症共病。选择性缄默症的诊断标准如下：

（1）即使在某些场合能正常发言，但在被期待发言的特定社交场合（如学校）无法发言。

（2）妨碍学业、职业成就或者社会交往。

（3）持续时间至少 1 个月。

（4）不能正常发言并非因缺乏社交场合所需的口语知识或对所需口语有不适感。

（5）其无法被交流障碍（例如，儿童期发生的流畅性障碍）有效解释，且不只发生于孤独症（自闭症）谱系障碍、精神分裂症或其他精神病性障碍的病程中。

3. 特定恐惧症

特定恐惧症多发病于儿童早期，平均年龄约为 10 岁，基本特征是个体或恐惧、紧张，或回避特定物体、情境。个体的恐惧、紧张或回避几乎由恐惧情境立即引发，且一直持续，其程度与实际危险不符。个体的特定恐惧对象或情境主要包括动物、自然环境、血液-注射-损伤等。特定恐惧症主要与其他焦虑障碍、抑郁、双相障碍、物质相关障碍、躯体症状及相关障碍以及人格障碍共病。特定恐惧症的诊断标准如下：

（1）对于特定对象或情境（如飞行、高处、动物、接受注射、看见血液）的明显恐惧或焦虑（注意：儿童的恐惧或焦虑可能表现为哭闹、发脾气、惊呆或依恋他人）。

（2）恐惧的对象或情境几乎总能促发即刻的恐惧或焦虑。

（3）对恐惧的对象或情境主动回避，或是带着强烈的恐惧或焦虑感受。

（4）对特定对象或情境的恐惧或焦虑与其引发的实际危险以及所处的社会文化背景不符。

（5）个体的恐惧、焦虑或回避通常持续至少 6 个月。

（6）个体的恐惧、焦虑或回避在社交、职业或其他重要领域造成临床意义的痛苦或损害。

（7）其他精神障碍的症状无法有效解释特定恐惧症，这些其他精神障碍症状主要包括：惊恐样症状或其他功能丧失症状（如广场恐惧症）；与强迫思维有关的对象或情境（如强迫症）；与创伤性事件有关的提示物（如创伤后应激障碍）；离家或与依恋者分离（如分离焦虑障碍）；或社交情境（如社交恐惧症）等引发的恐惧、焦虑以及回避。

4. 社交焦虑障碍

社交焦虑障碍（社交恐惧症）多发病于 8 ~ 15 岁，基本特征是对社交情境或者可能被审视的情境有明显或强烈的恐惧或焦虑感。惊恐障碍、恐惧症、重度抑郁障碍、其他焦虑障碍及药物滥用等通常是社交焦虑障碍的并发症。社交焦虑障碍的诊断标准如下：

（1）面对可能被审视的社交情境产生明显的恐惧或焦虑。社交情境包括社交互动（如谈话、会见陌生人）、被观看（如在吃喝时）以及在他人面前表演（如演讲）。

（**注意**：儿童的焦虑不仅体现在与成人互动时，而且体现在与同伴交往时。）

（2）担心自己的言行或焦虑表现会得到负性评价（如蒙羞或尴尬；被拒绝或冒犯他人）。

（3）社交情境总能引发恐惧或焦虑。

（**注意**：儿童的恐惧或焦虑可能表现为哭闹、发脾气、惊呆、依恋他人、畏缩或不敢在公开场合发言。）

（4）主动回避社交情境，或带着强烈的恐惧、焦虑忍受社交情境。

（5）恐惧或焦虑与广场恐惧情境引发的实际危险和所处的社会文化环境不符。

（6）恐惧、焦虑或回避通常持续至少 6 个月。

（7）恐惧、焦虑或回避在社交、职业或其他重要领域造成临床意义的痛苦或损害。

（8）恐惧、焦虑或回避不能归因于某种物质的生理作用（如滥用毒品、药品），或其他躯体疾病。

（9）恐惧、焦虑或回避不能被其他精神障碍的症状有效解释，如惊恐障碍、躯体变形障碍或孤独症（自闭症）谱系障碍。

（10）如果还存在其他躯体疾病（如帕金森病、肥胖症、烧伤或外伤造成的畸形），则恐惧、焦虑或回避与其无显著关系。

5. 惊恐障碍

惊恐障碍多发病于 20～24 岁，基本特征是突然爆发强烈的恐惧或不舒适感，在几分钟内达到顶峰，并伴有躯体和/或认知症状。惊恐发作可能符合预期，如对日常恐惧物体或情境的反应，也可能与预期不符，这意味着惊恐发作并无明确原因。惊恐障碍多与其他焦虑障碍（尤其是广场恐惧症）、重性抑郁障碍、双相情感障碍以及轻度的酒精使用障碍共病。惊恐障碍的诊断标准如下：

（1）反复出现不可预期的惊恐发作。惊恐发作时突然产生强烈的恐惧或不舒适感，在几分钟内达到顶峰，且在发作期间出现以下 4 种及以上症状：

（**注意：**突发性的惊恐产生于平静或焦虑状态。）

●心悸、心慌或心动过速。

●出汗。

●震颤或发抖。

●气短或窒息感。

●哽咽感。

●胸痛或胸部不适。

- 恶心或腹部不适。

- 头晕、站不稳、头重脚轻或昏厥。

- 发冷或发热感。

- 感觉异常（麻木或针刺感）。

- 现实解体（感觉不真实）或人格解体（感觉脱离了自己）。

- 害怕失去控制或"发疯"。

- 濒死感。

（2）至少在发作 1 次后，出现以下症状中的 1~2 种，且持续至少 1 个月：

- 持续地担心再次惊恐发作或担心惊恐发作后的影响（如失去控制、心脏病发作或发疯）。

- 与惊恐发作相关的行为出现明显的不良变化（如逃避锻炼或不熟悉的情境等以回避惊恐发作）。

（3）此障碍不能归因于某种物质（如滥用毒品、药物）的生理影响，或其他躯体疾病（如甲状腺功能亢进、心肺疾病）。

（4）此障碍不能被其他精神障碍有效解释（惊恐发作不单由社交焦虑障碍中的社交恐惧情境引起；不单由特定恐惧症中的特定恐惧对象或情境引起；不单由强迫症中的强迫思维引起；不单由创伤后应激障碍中的创伤事件的提示物引起；不单由分离焦虑障碍中的与依恋对象分离引起）。

6. 广场恐惧症

大部分广场恐惧症患者首次发病于 35 岁之前，青春期晚期和成年早期存在发病风险，基本特征是接触或预期接触某些情境时（如待在开放空间、密闭空间等）产生明显的或强烈的恐惧或焦虑。广场恐惧症多与特定恐惧症、惊恐障碍、社交焦虑障碍、抑郁障碍、创伤后应激障碍以及酒精使用障碍共病。广场恐惧症的诊断标准如下：

（1）对下列五种情境中的两种及以上感到明显恐惧或焦虑：

- 乘坐公共交通工具（如公共汽车、火车、轮船或飞机）。

- 处于开放空间（如停车场、集市）。

- 处于密闭空间（如剧院、电影院）。

- 排队或处于拥挤人群中。

- 独自离家。

（2）个体担心在以上情境中出现惊恐样症状、其他失能或窘迫症状时难以逃离或得不到帮助，因此恐惧或回避这些情境。

（3）广场恐惧情境几乎总能引发恐惧或焦虑。

（4）总是主动回避广场恐惧情境，需要人陪伴或带着强烈的恐惧或焦虑忍受广场恐惧情境。

（5）恐惧或焦虑与广场恐惧情境引发的实际危险和所处社会文化环境不符。

（6）恐惧、焦虑或回避通常持续至少6个月。

（7）恐惧、焦虑或回避在社交、职业或其他重要领域造成临床意义的痛苦或损害。

（8）即使有其他躯体疾病（如炎症性肠病、帕金森病）存在，这种恐惧、焦虑或回避也明显过度。

（9）恐惧、焦虑或回避不能被其他精神障碍的症状有效解释。例如，不仅限于特定恐惧症、情境型的症状；不仅涉及社交焦虑障碍中的社交情境；不单与强迫症中的强迫思维、躯体变形障碍中的躯体外形缺陷或瑕疵、创伤后应激障碍中创伤性事件的提示物，或分离焦虑障碍中的害怕离别等有关。

7. 广泛性焦虑障碍

广泛性焦虑障碍多发病于30岁左右，且发病年龄的跨度很大，基本特征是过度紧张、担忧生活中的诸多事件或活动，焦虑和担心的强度、持续时间或频率与预期事件的实际影响不符。广泛性焦虑障碍多与抑郁症、物质滥用、人格障碍以及其他焦虑障碍，如单纯恐怖症、社交焦虑症、惊恐障碍和创伤后应激障碍等共病。广泛性焦虑障碍的诊断标准如下：

（1）过度焦虑和担忧生活中的诸多事件或活动（如工作或学校表现），且持续至少 6 个月。

（2）难以控制担忧。

（3）焦虑和担忧与以下 6 种症状中的至少 3 种有关（在过去 6 个月里至少存在一些症状）：

- 坐立不安或紧张、兴奋。
- 容易疲倦。
- 注意力难集中或头脑一片空白。
- 易激惹。
- 肌肉紧张。
- 睡眠障碍（难以入睡或保持睡眠，或休息不充分，睡眠质量差）。

（**注意**：儿童只需符合其中 1 项。）

（4）焦虑、担忧或躯体症状在社交、职业或其他重要领域造成临床意义的痛苦或损害。

（5）此障碍不能归因于某种物质（如滥用的毒品、药物）的生理作用或其他躯体疾病（如甲状腺功能亢进）。

（6）此障碍不能被其他精神障碍有效解释（如惊恐障碍中的焦虑或担忧惊恐发作，社交焦虑障碍中的负性评价，强迫症中的强迫思维，分离焦虑中的与依恋对象分离，创伤后应激障碍中的创伤性事件的提示物，神经性厌食症中的体重增加，躯体症状障碍中的躯体不适，躯体变形障碍中的知觉外观缺陷，疾病焦虑障碍中的严重疾病，或者精神分裂症或妄想症中的妄想信念内容）。

焦虑障碍的治疗

在治疗儿童青少年焦虑障碍前，治疗师需要对其进行评估，详细了解儿童青少年焦虑障碍的发生原因及持续时间等问题。治疗师一般会通过直接和间接两种方式评估儿童青少年焦虑。例如，通过直接的观察、症状评定的量表或者绘画等方式获得与儿童青少年焦虑障碍相关的信息。另外，儿童青少年焦虑障碍治疗方法的选取需要综合考虑儿童青少年的患病时长、病因、家庭环境以及自身特点等各种因素。目前，在临床实践中主要有五种治疗儿童青少年焦虑障碍的方法，即行为疗法、认知行为疗法、家庭疗法、精神分析取向心理治疗和药物疗法。

行为疗法的基本原理是行为是个体心理活动的外在表现，通过观察个体的行为可以了解其心理活动，矫正不良行为。行为疗法包括行为矫正、条件反射和学习疗法。治疗的基本原则是根据条件反射、操作性条件反射和社会学习理论，通过某些治疗程序，逐步矫正或消除儿童青少年的不良行为，建立良好的行为。学习理论是行为疗法的理论基础。个体的一切行为，包括适应性行为和习惯以及不适应性行为和习惯，均由学习而获得。因此，不适应性行为和习惯也可以通过学习来矫正。行为由其导致的后果或强化所维持。因此，改变不良行为的有效途径是改变行为后果的性质。行为疗法可以由父母或教师完成。

根据认知理论，个体的情绪与行为由认知过程决定。认知疗法就是通过改变个体的认知过程和不合理观念来改变其情绪和行为。根据行为理论，行为主要通过学习强化而来，异常行为也是如此。行为治疗是通过强化来消退、抑制、改变或替代原来的不良行为。认知行为疗法是认知疗法和行为疗法的结合，认知决定行为，同时行为的改变也会导致认知改变，认知和行为相互作用、相互影响。该疗法的基本理念是个体的思维、行为与情绪相互关联，适应不良的认知与行为会导致心理社会功能受损。可以通过改变个体的认知与行为来缓解其消极情绪并减轻功能损伤。认知行为疗法包含个体认知行为治疗、团体认知行为治疗、家庭认知行为治疗以及学校认知行为治疗等多种形式。该疗法可用于治疗儿童青少年的多种心理疾病，包括自闭症谱系障碍、抑郁症、焦虑症、注意缺陷多动障碍、破坏性行为、创伤后应激障碍以及物质滥用等（王建平 等，2014）。

认知行为疗法主要包括心理教育、认知重建以及布置家庭作业等形式。心理教育需要治疗师与来访者建立良好的治疗关系。治疗师应详细了解来访者的心理问题及原因。通过解释和提问等方式，使来访者了解认知理论，如焦虑的性质、担忧的实质等，认识到心理治疗的机理，增加来访者的治愈信心。认知重建需要来访者识别自己的自动思维、识别认知性错误、真实性检验，并去注意、自我监控苦闷或焦虑水平。布置家庭作业是为了让来访者在实践中巩固疗效，并将治疗中的疗效保持到生活中。认知行为疗法对儿童青少年焦虑的治疗效果已得到众多研究证实，其对多种儿童青少年焦虑障碍均有效，而且在治疗 3 个月、半年以及一年后疗效依旧维持得很好（Flannery-Schroeder et al. , 2000；Suveg et al. , 2009）。

家庭疗法的基本原理是儿童青少年焦虑不仅与其正常的发育过程以及同伴关系密切相关，而且与其家庭紧密相连。儿童青少年的焦虑障碍是其与家庭成员关系失调的表现形式之一。针对家庭系统开展治疗工作是缓解儿童青少年焦虑并且恢复发育动力的有效方法。患有焦虑障碍的儿童青少年的恐惧、烦恼、心动过速、出汗等症状均与其家庭成员的行为有关。因此，调整家庭的失调模式，并使之形成具有适应功能的新模式，是家庭治疗的主要目标。

焦虑障碍的家庭疗法的核心理念是调整家庭中的不安全模式，建立安全模式。对儿童青少年的轻度焦虑障碍，家庭治疗师只需对其家庭内部关系稍作调整。对较为严重的焦虑障碍，家庭治疗师则需要制订详细的家庭治疗计划，该计划要把治疗目标与家庭的实际情况相结合。在进行家庭治疗的过程中，治疗师可以采取支持性心理治疗法，耐心倾听儿童青少年的痛苦，排解他们的顾虑，消除他们的不安全感。另外，如果这些儿童青少年的父母也存在焦虑倾向，治疗师应该帮助他们认识到自身的消极情绪可能会对儿童青少年产生消极影响。

当儿童青少年的焦虑障碍缺乏外部诱因，持续时间较长且症状严重时，就必须采取更为深入的心理治疗方法，即精神分析取向心理治疗。精神分析取向心理治疗不仅是为了减轻儿童青少年的焦虑症状，而且要使儿童青少年的基本人格结构发生持久且根本的改变。

精神分析取向心理治疗的理论基础是焦虑障碍由性和攻击驱力间无意识冲突引起。这些冲突根源于儿童青少年与父母等其他家人的相互作用，其本质是恋母情结。当儿童青少年处于焦虑易感环境中时，这些冲突不再被抑制，进而引发焦虑症状。焦虑的本质是一种内心冲突，这种冲突的临床表现不尽相同。例如，有些焦虑的儿童青少年可能会向他人表露思想和情感，有些则不会将它们公布，甚至还有些儿童青少年自身都无法意识到某些情感。

精神分析取向心理治疗的基本原则是如果治疗师想让儿童青少年配合治疗，他们必须表现出对儿童青少年的理解，包括理解他们无意义的恐惧。在治疗过程中，应该遵循通过影响儿童青少年的行为，让儿童青少年学习自我反省和自我理解，进而控制焦虑。因此，在对儿童青少年进行自知力治疗时，应从外显行为开始，逐步转移到内因的情感或情绪水平，再到防御和阻抗水平。此外，精神分析取向心理治疗不仅包括自知力治疗，还包括暗示、说服、鉴别、模仿、疏泄以及修正情感等治疗方法。

药物疗法的理论基础是焦虑的神经生理化模型把焦虑比作警报信号系统。当有害刺激信号传递到中枢神经系统时，它将激活引发战斗或逃跑反应的系统。如果系统无法承担过重的刺激，那么其神经生理过程就出现紊乱，并引起病理性焦虑。这时就需要进行药物治疗。

治疗焦虑障碍的药物共包括五类，即抗焦虑药、抗组织胺类药物、抗抑郁剂、精神镇静剂和肾上腺素受体阻断药。其中，抗焦虑药主要有苯二氮卓类药物，如去甲基羟基安定、劳拉西泮、氯氮卓、西地泮和二钾氯氮卓等。抗组织胺类药物主要有苯海拉明、安他乐和异丙嗪等。抗抑郁剂主要有三环类抗抑郁剂和单胺氧化酶抑制剂。三环类抗抑郁剂，尤其是丙咪嗪对治疗儿童青少年焦虑障碍效果显著。精神镇静剂主要有氯丙嗪、硫利达嗪等。

关于焦虑症治疗的注意事项主要包括：治疗者必须详细且全面地收集患者病史等基本资料；治疗者应该与患者及其家庭建立良好的关系；治疗者应该与患者一起探索焦虑的秘密，用患者感兴趣的方式帮助他们治疗焦虑；治疗者要时刻关注患者及其家庭对焦虑的看法；治疗者可以让患者的重要他人参与治疗过程；治疗者应该及时发现患者的进步（陈学诗，1997）。

参考文献

安东尼,诺顿.不焦虑的生活:14 步带你回归平静[M].唐苏勤,向振东,译.北京:机械工业出版社,2014.

琼斯基.让孩子远离焦虑:帮助孩子摆脱不安、害怕与焦虑的心理课[M].吴宛蒙,译.杭州:浙江人民出版社,2014.

梅.焦虑的意义[M].朱侃如,译.桂林:漓江出版社,2016.

西盖蒂,等.儿童与青少年认知行为疗法[M].王建平,等译.北京:中国轻工业出版社,2014.

陈学诗,张继志.现代精神疾病治疗学[M].济南:山东科学技术出版社,1997.

福克斯曼.忧虑的孩子:儿童焦虑症的确认与心理康复[M].张胜康,译.成都:四川科学技术出版社,2005.

徐夫真.青少年早期抑郁的发展及其与家庭、同伴和个体因素的关系[D].济南:山东师范大学,2012.

袁勇贵.抑郁障碍共病:理论与实践[M].南京:东南大学出版社,2014.

杨智辉.焦虑障碍研究[M].北京:中国林业出版社,2013.

Barlow D H. Anxiety and its disorders：The nature and treatment of anxiety and panic [M]. New York：Guilford Press,2002.

Flannery-Schroeder E C, Kendall P C. Group and individual cognitive-behavioral treatments for youth with anxiety disorders：A randomized clinical trial[J]. Cognitive Therapy and Research,2000,24(3):251-278.

Goodwin R D, Fergusson D M, Horwood L J. Early anxious/withdrawn behaviours predict later internalizing disorders [J]. Journal of Child Psychology and Psychiatry, 2004,45(4):874-883.

Hershberg S, Carlson G A, Cantwell D P, Strober M. Anxiety and depressive disorders in psychiatrically disturbed children [J]. The Journal of Clinical Psychiatry, 1982,43(9):358-361.

Lavigne J V, Hopkins J, Gouze K R, et al. Bidirectional influences of anxiety and depression in young children[J]. Journal of Abnormal Child Psychology, 2015, 43(1):163-176.

Leung P W L, Hung S F, Ho T P, et al. Prevalence of DSM-IV disorders in Chinese adolescents and the effects of an impairment criterion[J]. European Child & Adolescent Psychiatry, 2008,17(7):452-461.

Polanczyk G V, Salum G A, Sugaya L S, et al. Annual research review: A meta-analysis of the worldwide prevalence of mental disorders in children and adolescents[J]. Journal of Child Psychology and Psychiatry, 2015,56(3):345-365.

Stavrakaki C, Vargo B. The relationship of anxiety and depression: A review of the literature[J]. The British Journal of Psychiatry, 1987,149(1):7-16.

Strickland J, Keller J, Lavigne J V, et al. The structure of psychopathology in a community sample of preschoolers[J]. Journal of Abnormal Child Psychology, 2011,39(4):601-610.

Suveg C, Hudson J L, Brewer G, et al. Cognitive-behavioral therapy for anxiety-disordered youth: Secondary outcomes from a randomized clinical trial evaluating child and family modalities[J]. Journal of Consulting & Clinical Psychology, 2009,23(3): 341-349.

Weems C F, Taylor L K, Marks A B, et al. Anxiety sensitivity in childhood and adolescence: Parent reports and factors that influence associations with child reports[J]. Cognitive Therapy and Research, 2010,34(4): 303-315.

第二章 儿童青少年焦虑常见类型

儿童青少年面临生理发育加速、心理发育相对缓慢、人际关系转变以及学业要求逐渐增加等多种内外部的压力与挑战。然而，由于他们身心发展及应对压力的能力并不成熟，因此，儿童青少年成为焦虑等多种情绪及行为问题产生的高危群体。儿童青少年常见的焦虑类型主要包括：社交焦虑、公众演讲焦虑、考试焦虑、学习焦虑、健康焦虑、广泛性焦虑、分离焦虑、智能手机成瘾焦虑、体育表现焦虑以及体象焦虑等。接下来，本章将对以上十种儿童青少年中的常见焦虑进行详细介绍。

社交焦虑

社交焦虑是指在某些社交情境中的紧张或不适。对大多数人来说，社交焦虑只限于某些社交情境。例如，有些人在工作会议上做口头报告时非常紧张，但是参加朋友聚会时很自在。相反，有些人能够在众人面前落落大方地演讲，却无法放松地参加社交聚会（Antony et al.，2008）。当个体的社交焦虑变得极其严重时，就有可能发展成社交焦虑障碍。如第一章所述，社交焦虑障碍是严重焦虑障碍之一。社交焦虑障碍是指在任何社交情境中都因担心被审视或被负面评价而产生忧虑、紧张不安或恐惧感，尤其是在与不熟悉的人交往时，或可能被他人注视时，恐惧感会明显增加。需要指出的是，正常的害羞与社交焦虑障碍不同，是非病理性的，属于人格特质。其对个体影响不大，甚至还会产生积极作用（DSM-5；American Psychiatric Association，2013）。

在社交情境中，患社交焦虑障碍的个体的焦虑一般通过生理反应、思维和行为反应来体现。其中，生理反应主要包括恶心或腹泻、胸部不适、过度出汗、声音震颤、视物模糊、站不稳、口干等；思维反应主要包括在他人面前脸红或发抖，刻意隐藏自己的焦虑，认为他人不喜欢自己，如果自己犯错，他人会生气等；行为反应主要包括拒绝参加聚会、拒绝和别人聊天、在课堂上从不回答问题以及避免与别人有目光接触等（Antony et al.，2008）。

社交焦虑障碍多发病于儿童青少年期，其在儿童青少年群体中也最常见。有研究发现，在 7～13 岁儿童中，有 3%～4% 的个体患社交焦虑障碍（Beidel et al.，1999）。另外，在一项对 10 123 名 13～18 岁美国青少年的调查中，大约有 9% 的青少年患社交焦虑障碍（Burstein et al.，2011）。2018 年对我国 1 640 名儿童青少年社交焦虑状况的调查发现，其检出率为 12.07%（曹俊 等，2018）。关于社交焦虑障碍的性别差异，目前尚无定论。有研究发现，在儿童青少年中，男性比女性更容易患社交焦虑障碍。相反，也有研究认为，社交焦虑障碍不存在性别差异（Henherson，2015）。

患社交焦虑障碍的儿童青少年的大脑中充斥着焦虑、批评、警告以及威胁（Chansky，2014），常常担心自己的行为会使自己蒙羞、丢脸或尴尬，因而在与他人交往时会脸红、害羞或逃避。他们也试图隐藏自己的焦虑和恐惧，但是为隐藏焦虑而做的努力却让他们的焦虑与恐惧更加明显。这些儿童青少年大多害怕上学，也拒绝在公共场合讲话。他们想尽一切办法逃避导致恐惧情绪的社交情境。然而，如果无法逃脱这些社交情境，那么其紧张情绪将急剧增加，焦虑感也随之快速上升（Fucksman，2005）。

临床访谈法和问卷法是测量儿童青少年社交焦虑障碍的常用方法。其中，DSM-5中关于社交焦虑障碍的诊断标准以及社交焦虑量表（Social Anxiety Subscale，SAS）是最常用的临床访谈诊断标准和量表。由于DSM-5中关于社交焦虑障碍的临床诊断标准已经在第一章中详细说明，这里不再赘述。另外，我们在其基础上将进一步补充说明儿童青少年焦虑障碍的诊断指标（见表2-1）。社交焦虑量表由Fenigstein等人（1975）编制，Scheier等人（1985）修订。共包含6个项目，采用4点计分，"一点也不像我"计0分，"有一点儿像我"计1分，"有些像我"计2分，"非常像我"计3分。得分越高，则社交焦虑程度越高。该量表具有良好的信效度。该量表的具体项目如表2-2所示。

表2-1 儿童青少年社交焦虑障碍症状

诊断指标
1. 在陌生人出现，并可能被他人注视的社交场合或表演情景中，持续出现强烈的恐惧感
2. 担心自己的行为会使自己丢面子或使自己难为情
3. 当暴露在自身恐惧的社会情境中时，焦虑感立刻产生（如感觉身体疼痛、哭泣、表情呆滞、发脾气或者试图逃避等）
4. 试图逃避社交场合或表演情景，若无法逃避，则会产生强烈的焦虑感
5. 焦虑幻想、逃避心理或其他焦虑反应，严重干扰正常生活（如社会、学校生活等）

参考文献：福克斯曼. 忧虑的孩子：儿童焦虑症的确认与心理康复［M］. 张胜康，译. 成都：四川科学技术出版社，2005.

表 2-2 社会焦虑量表

序号	项　目
1	我在新环境里要花上不少时间克服羞怯
2	有人看着我时，我干活很吃力
3	我非常容易困窘
4	我同陌生人谈话很容易
5	我在人群前谈话时感到紧张
6	一大群人会使我紧张

导致儿童青少年产生社交焦虑障碍的原因有很多。其中，个体自身因素是儿童青少年社交焦虑障碍产生的基础（彭顺，2019；张艺馨等，2015）。例如，神经质人格特征以及儿童青少年对不确定感的低容忍度和元担忧均易引发社交焦虑障碍。儿童青少年的过往经验对此有显著影响（Henderson，2015）。比如，曾经被老师公开教训甚至责骂，被同伴或他人当众取笑，曾经被虐待或被忽视以及有强烈的创伤性情绪体验等。来自他人的间接经验有时也会导致社交焦虑障碍。例如，看到自己的兄弟姐妹或同学被他人欺负，或者看到他人在公众演讲中失败，则可能使个体产生社交退缩行为。一些特定的教养方式无疑会导致儿童青少年社交焦虑障碍（Henderson，2015）。例如，父母的过度保护或控制，降低子女的自主性，减少他们对周围环境的控制感。经常得到父母鼓励容忍或回避教养的儿童青少年，更可能会逃避不熟悉或不确定性的情境。如果父母总是责怪或纠正子女的行为，则会进一步加重其社交焦虑症状。此外，遗传也是导致儿童青少年社交焦虑障碍的重要因素。

社交焦虑障碍所引发的儿童青少年对社交的不安以及不参与会严重影响他们的适应性行为，阻碍对自己人生目标的追求。社交焦虑障碍的儿童青少年难以建立和维持健康的人际关系。对儿童青少年来说，同伴关系是其人际关系的重要组成部分。然而，社交焦虑障碍儿童青少年的社交地位被定义为消极的、被忽视的，他们在同伴群体中并不受欢迎，与同伴的联系也不密切。而且，这些儿童青少年认为自己与其同伴的兴趣爱好有很大不同，因此其社交回避现象也会越来越严重（Chansky，2014）。另外，社交焦虑障碍会影响儿童青少年的学业表现及学校适应。社交焦虑障碍儿童青少年的课堂参与度较低，在课堂上不敢举手，被叫到时说话声音小，表现极其紧张（Kalutskaya et al.，2015）。他们与教师的亲密度低，同伴关系不良，讨厌学校，总是试图逃离（Han，2016），其学校适应较差。

儿童青少年社交焦虑的治疗主要包括三个步骤：第一步是消除恐惧，父母需要向儿童青少年解释恐惧来自哪里、恐惧如何产生以及如何消除；第二步，通过呼吸和放松训练调节焦虑情绪；第三步，进行社交互动，可以先进行角色扮演，再进行真实演练。在角色扮演前，儿童青少年需要学习一些社交技巧。例如，他们要了解沟通是相互的，要学会如何让交谈顺利进行。例如，在交流开始时可以先进行眼神交流，对某人微笑，然后再向别人问好等（Chansky，2014）。

虽然对正常人而言，他们认为自己所处的环境是安全且可以预测的，但是患社交焦虑障碍的儿童青少年却不这样认为。当这些儿童青少年处于社交情境时，他们的大脑会发号施令，让身体的每个器官都准备好去应对各种可能的威胁。与你同处社交情境中的他人会攻击你吗？会指责你吗？这些想法似乎很可笑，但社交焦虑障碍患者就会因此而心跳加速并且手心冒汗。此外，社交焦虑障碍儿童青少年常常夸大事件的风险并且歪曲行为的结果。这些儿童青少年似乎生活在显微镜下，他们的大脑会放大任何一个细小的动作，过滤任何一句话，透视每一寸肌肤，这就导致他们异常紧张而且充满忧虑。因此，在治疗

一定要牢记，当儿童青少年在社交方面取得进步时，要及时给予强化，可以是口头表扬，也可以是物质奖励或者其他形式的奖励（Chansky，2014）。

公众演讲焦虑

随着年龄增长，儿童青少年逐渐走出家庭，接触学校和社会，需要参与的社交场合增多，在公共场合讲话或演讲的机会也增加。大多数儿童青少年在公共场合讲话或演讲时都会紧张或担忧，这很正常。然而，如果这种紧张或担忧一直持续且愈加严重，甚至影响正常生活，则可能已发展成公众演讲焦虑，需要特别关注。

公众演讲焦虑也称公众演讲恐惧，是非广泛性社交焦虑障碍的一种表现形式（Holt et al.，1997），是产生于特定情景下的状态焦虑，主要是指个体在预期经历真实或想象的公共场合演讲活动时，所引起的一系列身心不适感或行为表现（Brydon et al.，2006）。公众演讲焦虑者的焦虑一般通过生理行为反应、语言思维和情绪情感反应来体现。其中，生理行为反应主要包括：心跳加速，面红耳赤；眩晕感；胃肠不适，甚至感到恶心；声音颤抖，发音不准，声音过大或过小，伴随唾液增多或嗓子发紧、发干现象；四肢颤抖或僵硬等。语言思维反应主要包括：突然无话可说；不断重复某个词或句子；语无伦次；大脑一片空白，忘记重要信息等。情绪情感反应主要包括：情绪不受控制；产生恐惧感、无助感、羞耻感；感到异常尴尬；讨厌自己等（李超 等，2014）。具体地说，在公共场合做演讲时，儿童青少年因恐惧或者因担心自己缺乏演讲经验，可能会出现心跳加速、声音颤抖、语无伦次或者无助恐惧等反应。存在公众演讲焦虑的儿童青少年大多拒绝在公共场合演讲。他们试图逃避导致恐惧的演讲情境。若无法逃避，其恐惧和紧张感将极度增加，焦虑感也随之快速上升。

生理指标测量以及问卷测量是评估公众演讲焦虑的常用方法。其中，经常采用的生理指标主要包括心率、血压和脉搏等。演说者信心自评量表（Personal Report of Confidence as a Speaker，PRCS）是最常用的测量儿童青少年公众演讲焦虑的量表。该量表由 Pull（1996）修订，共包含30个项目，采用"是"和"否"两点计分。得分越高，表明演讲焦虑程度越高。该量表具有良好的信效度。该量表的具体项目如表2-3 所示。

表2-3 演说者信心自评量表

序号	项 目
1	我盼望着在大众前演讲的机会
2	在拿讲台上放的东西时，我的手在颤抖
3	我老是害怕忘记我的演讲内容
4	当我对听众演讲时，他们似乎挺友好
5	在准备演讲时，我一直处于焦虑状态
6	在演讲结尾时，我感到一种愉快的体验
7	我不喜欢用身体及声音来进行表达
8	当我在一位听众前说话时，我的思维开始混乱及不连贯
9	我不怕面对听众
10	尽管在站起来前我感到紧张不安，但很快我就忘记了害怕并喜欢上这种体验
11	我期待着我在演讲时能充满信心
12	当我演讲时，我感觉能全身心投入
13	我喜欢在讲台上放个笔记本，以防万一我忘记了演讲词
14	我喜欢在演讲时观察听众的反应

续表

序号	项　目
15	尽管在与朋友们交谈时我言语流畅，上讲台演讲时我却丢三落四
16	我在演讲时感到放松及舒适
17	尽管我不喜欢在公众前演讲，我也并不对之特别畏惧
18	如有可能，我总是尽量避免在公众前演讲
19	我朝听众看过去时，他们的面孔都变得模糊不清
20	在我试着对一群人演讲后，我对自己感到厌恶
21	我喜欢演讲的准备工作
22	当我面对听众时，我的脑子是清醒的
23	我说得相当流畅
24	就要开始演讲时，我发抖出汗
25	我觉得我的姿势僵硬不自然
26	在人群前演讲时，我一直感到害怕及紧张
27	我发觉期待一次演讲有点愉快
28	对我来说，很难冷静地找到合适的词句来思路清晰地表达
29	我一想到在人群前演讲就感到恐惧
30	面对听众时，我有一种思维敏捷的感觉

儿童青少年公众演讲焦虑的产生与多种因素有关。个体自身因素是儿童青少年公众演讲焦虑产生的基础。例如，内外向、神经质人格特征、对不确定性的低容忍度以及惧怕否定评价均能引发儿童青少年的公众演讲焦虑（余真真 等，2016）。与低特质焦虑者相比，高特质焦虑者更倾向于将公众演讲情境知觉为威胁性情境，并以高焦虑进行反应（余真真 等，2016）。儿童青少年对自身不现实的期望以及过分在意他人评价也是导致公众演讲焦虑的重要因素。虽然对自己有较高

的期望很重要，但是如果期望超出自己的能力范围，则无益于其在演讲中正常发挥，甚至导致自己过度紧张和焦虑。而且如果过分担忧他人对自己的评价，例如演讲题目是否符合所有观众的意愿，观众觉得我的神态是否自然、着装是否得体等，那么其可能会被这些担忧阻碍，最终导致焦虑（金双军，2009）。过去，演讲失败或者缺乏演讲经验对其有显著的影响。例如，在某次演讲中出现失误，被当众取笑等。父母教养也是影响公众演讲焦虑的因素。父母较多的惩罚和责骂，较少的亲子互动和关心以及过多的保护和控制，都不利于子女在公众面前讲话或演讲。此外，听众特质也会影响演讲者的焦虑水平。当大部分听众是异性、听众年龄较大或者与听众不太熟悉时，演讲者的焦虑水平较高。

认知行为疗法是改善儿童青少年公众演讲焦虑的有效方法。有研究者曾在存在公众演讲焦虑的儿童青少年中开展"演讲焦虑成长互助小组——我们都能好好说话"的认知行为团体干预活动。该干预活动的完整方案见表2-4（详细内容见表2-5）。

表2-4　公众演讲焦虑认知行为团体干预方案

方案模块	方案内容
团体名称	大学生演讲焦虑成长互助小组——我们都能好好说话
团体性质	教育性、治疗性、支持性及有固定成员的结构性团体
团体目标	（1）帮助成员改善在公共场合讲话时焦虑的状况 （2）帮助成员改变在公共场合讲话时的错误认知，提高对不确定性的容忍度，纠正不良行为 （3）培养良好的演讲素质和社会交往能力，为成员融入集体生活和步入社会奠定基础

续表

方案模块	方案内容
团体纪律	保守团队秘密；坦率真诚；为避免干扰，活动期间不与外界接触；积极参与团体活动
团体规模	共两组，每组有 10 名成员，其中 2 名为领导者，男女各 1 名
团体成员	演说者信心自评量表得分大于等于 16 分，有演讲焦虑倾向，对演讲感兴趣且有意愿改善在公共场合讲话状况的儿童青少年
团体活动时间及地点	共 4 次，每周 2 次，每次 2~3 小时 封闭、安静、有活动椅子的团体辅导室
团体活动工具	录音笔、扩音器、白纸和画笔

表2-5　公众演讲焦虑认知行为团体活动

第一次活动		
单元名称：我们都能好好说话	活动地点：×× ×	所需时间：120 分钟

单元目标：

1. 了解团体的运作方式及目标，成员、领导者互相认识并建立关系，确定团体规则

2. 了解有关演讲焦虑的基本知识和治疗的基本原理

单元内容：

1. 通过第一次团体活动使成员相互熟悉，对团体目标有清晰的认识

2. 学习治疗的基本原理，了解有关焦虑的基本知识和治疗的基本原理，熟悉整个团体干预活动的安排

续表

活动名称	活动流程	家庭作业及注意事项	时间（分钟）
领导者致辞	大家好，我是×××。非常欢迎大家参加公众演讲焦虑成长互助小组！我们团体的名称是"我们都能好好说话"，来自我们对演讲焦虑者的殷切希望，这里面包含了我们对有演讲焦虑的人的能力的认可。其实，我们每个人都可以把话说好，在丰富多彩的生活及竞争日益激烈的社会中，我们能否在公共场合顺利并精彩讲话是我们展现自己、获得良好人际关系的重要因素。但是为什么我们在公共场合说话时会紧张得不知道说什么好，从而产生一系列不好的事情呢？公众演讲焦虑产生的原因是什么？我们怎样才能更好地应对并进行公共场合的演讲？这就是公众演讲焦虑成长互助小组成立的原因。我们将通过认知行为的团体干预办法，帮助成员改善在公共场合讲话感到焦虑的状况，认识自我，提升自我，改变在公共场合讲话中的错误认知，提高对不确定性的容忍度，纠正不良行为，培养良好的演讲素质和社会交往能力，为自己融入校园生活、步入社会奠定基础。我们诚恳地希望大家在活动中去体验，去感受，去思考，去进步。从现在开始，我们是亲密的一家人，我们将彼此扶持。我们将在两周之内进行4次活动，每次活动2个小时。希望在大家的共同努力下，我们都能快乐成长！		5

续表

活动名称	活动流程	家庭作业及注意事项	时间（分钟）
相互认识游戏一：知你识我	规则： 1. 领导者先让组员在房间里自由漫步，见到其他组员，微笑着彼此握手 2. 给一定的时间让组员自然偶遇，鼓励成员尽可能多地与他人握手 3. 在与他人握手的过程中，要相互进行自我介绍，介绍的内容至少包括我的姓名、家乡、个人兴趣爱好等，让对方了解有关自己的资料 　　最后大家围坐在一起，给每个组员发 7 颗糖，组员随机被点名起来介绍刚刚与他握过手的人，也就是介绍除他之外的每一个成员。如果介绍对了则被介绍的那个人送一颗糖给他，如果有误，则要给一颗糖给被介绍错的那个人。最后大家相互认识了		10 15 20
"我的期待"	领导者确定团体规则和纪律：保守团体秘密；坦率真诚；为避免干扰，活动期间不与外界接触；积极参与团体活动，手机调成静音或者关机状态 　　在组员了解团体规则和纪律后，引导他们各自讲述对团体活动的期待？希望收获什么		40

续表

活动名称	活动流程	家庭作业及注意事项	时间（分钟）
自我表露（探索想法、情境刺激和情感之间的关系）	组员讲述自己的问题：所恐惧的公众演讲情境和刺激、躯体症状、想法、回避行为和安全行为，鼓励他们更好地觉知进入这些情境（期间和之后）的想法、信念和预期。通过仔细地监控并在团体中进行讨论，组员学会增强觉知引发他们焦虑的情境和想法，而这些想法被认为是与情境和演讲焦虑有关的消极情绪之间的中介变量	家庭作业：给自己列一个所害怕的场景的表格，并标好害怕或者回避等级（0~100）	15
心理教育	介绍有关演讲焦虑的基本知识和治疗的基本原理，分发材料给大家（形式：阅读、实例解释、教学展示、录像等） 1. 阐述演讲焦虑的本质 2. 回归演讲焦虑如何影响一个人的生活 3. 用 CBT 解释演讲焦虑的病因和发展过程 4. 想法、行为和演讲焦虑之间的联系 5. 解决问题的付出与收获 6. 描述治疗过程 7. 如何完成想法记录表和其他监测形式 8. 暴露练习的指导原则		5

活动 名称	活动流程	家庭作业及 注意事项	时间 （分钟）
制订 团体 合约 书	组员们经过自我表露和对演讲焦虑的理论知识与治疗原理的学习，大家是不是有了很强的信心来共同克服它？那让我们一起制订一个团体合约书吧！可以设想我们自己想要的小组组名、组徽、信念、目标等		8
团体 宣誓	我宣誓！我会和大家一起共同努力克服公众演讲焦虑，我们相互鼓励，我们都能好好说话（三遍）		2

第二次活动

单元名称：正确认知，通往好好 说话的心理大道	活动地点：×××	所需时间：120分钟

单元目标：

1. 减少组员在日常生活中的不必要担忧

2. 组员能正确处理未来可能遇到的不确定性事件，提高组员对不确定性的容忍度

3. 通过认知暴露和现场暴露降低组员面临演讲焦虑场景时的焦虑水平

单元内容：

1. 初步认识不确定性，认识到自己在确定性方面有哪些需求，并且学会区分合理需求和不合理需求，认识确定性和不确定性各自的优缺点

2. 检查自己列出的害怕的具体事情，进行认知暴露和认知重建。重新评估自己对公众演讲焦虑的信念，将自己暴露于最害怕的认知情境当中，并学会使用"最坏可能性"技术。同时，运用现场暴露

续表

活动名称	活动流程	注意事项	时间（分钟）
领导者致开场白	很高兴我们一家又见面了！今天的主要流程是先回顾我们一家，加强对彼此的认识和联结，其次检查家庭作业，进行适当的暴露练习，然后通过对不确定性容忍力的学习，并且通过对不确定情景的认知暴露，提高我们对不确定性的容忍度		2
回顾"我们一家"	给大家填写"我们组员相亲相爱是一家"表格，使每个组员加深对彼此的认识，感受彼此相互扶持的家庭般的温暖		8
游戏"七手八脚"	1. 领导者讲解活动规则（按指令调整踏在地板上的脚数，除此之外则皆不可放），请大家全力投入 2. 分组：分成两组，一组4人 　出题：①四人五脚或四人六脚；②四人三脚（限时2分钟） 3. 合组，将两组合成一组，并加入手的指令 4. 出题：①八人八脚五手；②八人六脚四手 5. 回到大团体，问组员对共同完成任务的感受是什么	提高对不确定性的容忍度	10 20

续表

活动 名称	活动流程	注意事项	时间 （分钟）
学习 不确 定性 容忍 力知 识	1. 对不确定担忧情境的觉察训练：组员学习一些有关他们担忧的问题（如工作中遇到的最后期限，人际冲突），或者其他所关心的可能会发生也可能不发生的组员自己"假设"的情境（如破产，卷入一起严重的事故当中） 2. 重新估计有关不确定性担忧的积极信念：帮助组员确定对不确定事情焦虑的积极信念（我的焦虑促使我尽快做完事情；我的焦虑可以使我为可能出现的坏事做准备等）	现场暴露和角色扮演时，尽量显得正式一点，逼真一点	25 15
回顾 家庭 作业	1. 比较大家害怕的场景和等级，并试着对这些场景逐级进行想象暴露，直到慢慢地适应这些场景，不再产生焦虑或者焦虑水平较低 2. 最坏可能性技术：如果____发生了会怎样？是不是真正像我想象的那么差？明天会怎么样？下周呢？下个月呢	家庭作业： 1. 回忆最令人尴尬的公众演讲经历 2. 回忆最令人自豪的公众演讲经历	10 20

续表

活动名称	活动流程	注意事项	时间(分钟)
	3. 现场暴露和角色扮演：针对组员写出的害怕场景及等级，请两位同学来现场暴露，比如一人害怕在班会上发言，则模拟一场班会，让该同学在班会上发言，选一名同学扮演老师，其他同学扮演学生。然后在另一个场景中，前一个进行发言的同学现在当观众，而另一个同学当这个场景的主角。这样就进行了两个场景的模拟和角色扮演	3. 生活中遇到的问题，不局限于公众演讲场合，也可以是生活中使自己烦恼的问题	10
活动结束	分享今天活动的感受 每个人都发言		

第三次活动

单元名称：遇到问题？不用怕，我们都是解决问题的高手	活动地点：××	所需时间：120 分钟

单元目标：

1. 对不确定性的容忍力有进一步的提升

2. 通过问题解决训练，使组员在不能确定结果的情况下将问题解决过程进行下去

续表

单元内容：

1. 巩固不确定性容忍力训练

2. 问题解决训练。学会有效地应对当前问题，鼓励组员在结果未知的情况下继续将注意力放在问题解决的过程上，而不是其结果上

活动名称	活动流程	注意事项	时间（分钟）
领导者致开场白	很高兴大家又聚在一起！大家已经上过两次认知行为团体干预活动课了，不知道效果怎么样？不仅每个组员很关心这个问题，我们系里权威的老师也很关注，因此，我们请到了五位心理系老师来看看大家的表现。但是，他们在路上可能有些耽搁，不知道能不能准时来，因此我们等他们5分钟，也给大家5分钟的准备时间，如果老师们来了，那我们每个人就要进行自我展示，任务是进行一个3分钟的演讲，演讲的题目大家自行决定，演讲的顺序也是随机的。如果老师们没来，那我们就进行接下来的活动	注意：这是一个虚假信息，不会有老师过来，我们的目的在于让组员感受一下遇到不确定性情境他们会如何处理，是否在经过上次对不确定性容忍力的学习后，组员对不确定性的容忍力有所提高	5

续表

活动名称	活动流程	注意事项	时间（分钟）
演讲准备	让组员们各自进行准备演讲		5
讨论	1. 在面对不确定性的情境时，我们是怎么想的？感受如何 2. 产生了什么样的想法？哪些是正性的想法，哪些是负性的想法		10
认知策略	介绍四种认知技术，解释并改变组员对自己面对不确定性的容忍力时的错误认知： 认知技术1：在关于情境的想法和情绪之间建立联结 认知技术2：证据收集和认知歪曲的应用 认知技术3：实验 认知技术4：探索潜在的信念和假设		20
问题解决训练（心理教育方式）	1. 问题解决训练适用于两种类型的问题解决缺陷：①倾向于以模糊不清、以偏概全和灾难化的方式看待问题；②不能识别或实施可能的解决方案 问题解决训练包括教授组员使用一个结构化的方式逐步处理问题，分为五个步骤： ①对问题进行定义 ②进行头脑风暴，找出可能的解决方案 ③评估可能的方案 ④选择最佳的方案 ⑤实施方案	情绪表达训练，使组员感受到团体的归属感和被接纳感	20

活动名称	活动流程	注意事项	时间（分钟）
	2. 让组员使用问题解决训练来解决最开始遇到的不确定性事件，全体成员联系解决 3. 让组员说出自己在生活中遇到的一些问题，了解组员在生活中所经历的一些真实问题 4. 鼓励组员在活动之余练习问题解决技能，因为在日常生活中问题层出不穷		20
回顾家庭作业	分享我们各自的公众演讲经历（尴尬的、自豪的），找出这些经历的共同之处与相似之处，体会感受	家庭作业： 1. 观看电影《国王的演讲》，写观后感 2. 准备一个最擅长的演讲（3分钟）	20
夸我夸我夸我	大家在一起已经进行三次活动了，也分享了一些各自的经历，想必对其他组员都有了一定的了解。那么你看到了组员的哪些优点呢？如果你发现了他（她）身上的闪光点，就请你大声说出来吧！如果你对他（她）心存感激，为什么不表达出来？如果你欣赏某人，就请大胆地表达你的欣赏。如果可以，尽量夸每个人哟		20

续表

第四次活动		
单元名称：你看，我们都能好好说话	活动地点：×××	所需时间：120 分钟

单元目标：

1. 学会一些关于演讲方面的知识和演讲技能，更好地处理公共场合的讲话

2. 学会一些基本的应对紧张焦虑的方法来应对日常焦虑，在处理问题的时候做到从容和自信

单元内容：

1. 演讲理论介绍和技能训练

2. 放松训练、日常生活规划

3. 对自己进行重新评估，结束，商量后续的联系和干预

活动名称	活动流程	注意事项	时间（分钟）
开场活动心心相印	每个组员写下自己的三个典型性格特征并在下面写好自己的昵称，领导者在小组中将性格特征读出来，并请大家猜是谁（猜中者有奖励）		10
回顾家庭作业	分享观看电影《国王的演讲》的感受		10

续表

活动 名称	活动流程	注意 事项	时间 （分钟）
关于演讲理论和技能的讲解	3 分钟的最擅长的演讲 为什么要演讲？演讲的意义 演讲的基本理论 演讲者需要具备的基本修养和心理素质 控制演讲前、演讲时、演讲后的焦虑		45
放松、冥想训练、日常生活规划	领导者给每个组员发一张纸，组员写上自己的昵称，并画上代表自己的植物或者动物，然后回到组里介绍自己所画的内容并说明理由，然后贴在各自的背上，每个组员可以在其他人背部的纸上写下自己对他（她）的祝福或者发自内心的建议或者想说的话		30
临别赠言	最后，回顾自己的团体经验和收获，干预结束		25

考试焦虑

考试焦虑属于焦虑的一种特殊类型，是一种情境化的特质焦虑，是指在考试或其他被评价情境的激发下，在认知能力、人格特质以及个体其他身心因素影响下，以担忧为基本特征，以预防或逃避为行为方式，通过不同程度的情绪反应表现出来的一种心理状态，主要包括认知、生理和行为三个基本成分。其中，认知成分是指以担忧为特征、因消极自我评价或他人评价所形成的意识体验；生理成分是指与自主神经系统活动增强相关联的特定情绪反应；行为成分是指通过防御或逃避等表现出来的行为方式（郑日昌，1990）。

考试焦虑普遍存在于儿童青少年群体。美国儿童青少年考试焦虑的发生率约为 20%（Deborah et al.，1999）。对我国 910 名 12～18 岁青少年考试焦虑状况调查后发现，存在考试焦虑者达 32%（卢欣荣，2005）。一项对我国近 15 年来有关考试焦虑研究的元分析发现，儿童青少年考试焦虑的发生率一直保持在 30% 左右。此外，儿童青少年考试焦虑水平与其年级有关，随着年级升高，考试焦虑水平也逐渐增加（黄琼，2019）。

考试焦虑作为焦虑的一种特殊类型，其同样具有高内隐性和不易被察觉等特征，因此，有效识别儿童青少年的考试焦虑至关重要。生理指标测量以及问卷测量是评估考试焦虑的常用方法。其中，经常采用的生理指标主要包括心率（考试焦虑水平越高者，心跳速度越快）、血压（考试焦虑水平越高者，血压值也越高）、呼吸（考试焦虑者，呼吸容易加快）及瞳孔大小（考试焦虑者，瞳孔容易放大）。Sarason（1978）编制的考试焦虑量表（Test Anxiety Scale，TAS）是最常用的测量学生考试焦虑的量表。该量表共包括 37 个项目，分为考前焦虑、考试过程焦虑、考试后焦虑以及考试行为焦虑四个维度。采用"是"和"否"两点计分。总分越高，则考试焦虑水平越高。量表具有良好的信效度。量表的具体项目如表 2-6 所示。

表 2-6　考试焦虑量表

序号	项　目
1	当一次重大考试来临时，我总是觉得别人比我聪明得多
2	如果我将要做一次智力测验，在做之前我会非常焦虑
3	如果我知道将会有一场智力测验，在此之前我感到很自信、很轻松
4	参加重大考试时，我会出很多汗

续表

序号	项　目
5	考试期间，我发现自己总是在想一些和考试内容无关的事
6	当一次突然袭击式的考试来临时，我感到很害怕
7	考试期间我经常想到会失败
8	重大考试后，我经常感到紧张，以至胃不舒服
9	我对期末考试之类的事总感到发怵
10	在一次考试中取得好成绩似乎并不能增加我在第二次考试中的信心
11	在重大考试期间，我有时感到心跳很快
12	考试结束后，我总是觉得可以比实际做得更好
13	考试完毕后，我总是感到很抑郁
14	每次期末考试之前，我总有一种紧张不安的感觉
15	考试时，我的情绪反应不会干扰我考试
16	考试期间，我经常很紧张，以致本来知道的东西也忘了
17	复习重要的考试对我来说似乎是一项很大的挑战
18	对某一门考试，我越努力复习，越感到困惑
19	某门考试一结束，我试图停止有关的担忧，但做不到
20	考试期间，我有时会想我是否能完成学业
21	我宁愿写一篇论文，而不是参加一次考试，作为某门课程的成绩
22	我真希望考试不要那么烦人
23	我相信如果我单独参加考试，而且没有时间限制的话，我会考得更好
24	想着我在考试中能得多少分，影响了我的复习和考试
25	如果考试能够废除的话，我想我能学得更好
26	我对考试抱这样的态度：虽然我现在不懂，但我并不担心
27	我真不明白为什么有些人对考试那么紧张
28	我很差劲的想法会干扰我在考试中的表现

续表

序号	项　目
29	我复习期末考试并不比复习平时考试更卖力
30	尽管我对某门考试复习得很好，但我仍然感到焦虑
31	在重大考试前，我吃不下饭
32	在重大考试前，我发现我的手臂会颤抖
33	在考试前，我很少有临时抱佛脚的需要
34	校方应认识到有些学生对考试较为焦虑，而这会影响他们的考试成绩
35	我认为考试期间似乎不应该搞得那么紧张
36	一接触到发下的试卷，我就觉得很不自在
37	我讨厌老师搞突然袭击式考试的课程

儿童青少年的考试焦虑与外部环境因素和个体内部因素均有关。其中外部环境因素主要包括：考试情境、父母教养方式、学校教育以及社会环境。个体内部因素主要包括：已有知识经验、认知评价能力以及身心健康水平（郑日昌，1990）。

考试情境是考试焦虑产生的前提和基础，考试情境不同，儿童青少年的焦虑程度也存在差异。例如，一般的考试对儿童青少年的刺激程度较低，而大型的或者关键性的考试对儿童青少年的刺激程度较高。父母过分关注儿童青少年的学习及考试成绩，满足父母要求则接受奖励，否则将面临惩罚。父母对子女在学业上的严厉管教、过高期待都将导致他们考试焦虑水平的升高。学校是儿童青少年学习的场所，若片面追求升学率、大搞题海战术则可能会增加儿童青少年考试的焦虑水平。相反，宽松的教育环境、和谐的竞争氛围能够有效缓解儿童青少年的考试焦虑。此外，社会环境也是影响儿童青少年考试焦虑的重要因素。在国家政策指导下，在经济社会健康发展影响下，为儿童青少年创造优良的教育环境以及良好的就业前景，将有助于他们考试焦虑的缓解。

考试焦虑与儿童青少年已有的知识经验有关。如果儿童青少年对各项考试内容有充分的准备，且历次考试成绩较理想，则其焦虑程度较低。相反，如果其未能对考试进行充分准备，且有过多次失败的经验，则焦虑程度较高。儿童青少年的认知评价能力与考试焦虑息息相关。当儿童青少年将考试与自身前途和命运联系在一起时，其焦虑水平必然升高。然而，若他们并不在意考试结果，也不认为其将决定自身前途，那么紧张及焦虑水平就会低。此外，当他们认为考试内容难度大，且自己无力应对时，那么他们就会紧张不安，且焦虑水平上升。儿童青少年的身心健康状况也会影响考试焦虑。当儿童青少年的身心健康状况良好，且精力充沛、情绪稳定时，他能够沉着冷静、积极地应对考试，其焦虑水平也较低。然而，对身体虚弱、精神不振的儿童青少年来说，在面临考试尤其是意义重大的考试时可能情绪波动较大，容易担忧，焦虑水平自然会升高。

考试焦虑对儿童青少年的影响因其程度而有所差异。对大多数儿童青少年而言，在面临重要或关键考试时总会产生一定程度的焦虑，这很难避免，也无害。甚至适度的考试焦虑有利于儿童青少年在考前认真复习，努力备考，在考试过程中集中注意力，发挥创造性。然而，过度的考试焦虑则会对儿童青少年产生不良的影响。其不仅影响儿童青少年的学业成绩和学校适应、注意力以及记忆力等认知能力，还会损害他们的身心健康，如神经系统、消化系统、自尊心以及自我效能感等（Fischer et al.，2016；Jemmont，1983；Trueba et al.，2013；李庆芳 等，2010）。

具体而言，考试焦虑程度越高，儿童青少年的学业成绩也就越差。尤其是学习或考试内容越复杂、抽象程度越高，考试焦虑对其干扰就越大，学业成绩也越差（田宝 等，2004）。存在过度考试焦虑的儿童青少年很难把注意力集中在考试内容上，他们的注意力分散在对考试结果的担忧或其他事情上，常常担心考试成绩不理想会得到父母、教师以及同伴等的消极评价，而且对考场上的微小刺激过度敏感，身体过度紧张。考试中的过度紧张也会干扰记忆力。过度考试焦虑者记忆库中的有用信息储存混乱，而且无法有效提取相关信息，因此常出现错答、乱答或者不知如何应答的现象，严重影响考试成绩（郑日昌，1990）。

持续且过度的考试焦虑会阻碍儿童青少年的身体健康发展。个体经常通过酗酒或吸烟等不良行为缓解过度的考试焦虑，这可能会导致其神经活动异常兴奋或抑制，严重者甚至会患上神经症。过度考试焦虑者的交感神经系统一直处于兴奋状态，这可能会造成心血管功能紊乱，出现高血压或者冠心病等心血管疾病。当个体处于过度焦虑状态时，其胃肠蠕动缓慢，且可能出现腹泻等胃肠功能紊乱现象。过度的考试焦虑，尤其是在考试过后仍处于焦虑状态中的儿童青少年，其心理健康将遭受严重损害。过度的考试焦虑个体对自身评价消极且缺乏客观标准，其可能会出现情绪焦躁、自制力差、爱冲动、易退缩且过分害羞、好幻想、常猜疑、人际关系紧张、适应性差等问题。严重者甚至会出现自伤及伤人等行为（郑日昌，1990）。

儿童青少年考试焦虑的缓解及预防需要他们自身以及父母和教师的共同努力。第一，父母或者教师应该教会儿童青少年端正考试态度。考试只是检验学习效果的手段之一，考试结果也只能证明过去一段时间的学习效果。还要让儿童青少年认识到所有人在面对重大或紧急事件时都会出现紧张、焦虑等情绪，适度的紧张和焦虑情绪可以调动个体的积极性，激发其创造性。

第二，在平时的学习生活中，父母和教师应该注意训练和提高儿童青少年的应试技能。父母和教师可以与儿童青少年一起估计任何可能在考试中出现的问题，如进入考场紧张、考试中遇到难题、时间分配不合理、进入考场忘带准考证或考试用具等，并且与他们找出解决这些问题的有效方法。另外，在考前一周左右，父母和教师要教会儿童青少年调节紧张情绪的有效方法，提醒他们注意保持体力和精力。

第三，父母和教师的一言一行都能对儿童青少年起到潜移默化的作用。尤其在考前，儿童青少年极其敏感，他们特别关注父母和教师对其的言行。因此，父母和教师应该调整自己的心态，有所不为，才能有所为。尽量避免过多地显露对儿童青少年的期望，努力为他们创造宽松和宽容的成长氛围。

第四，当儿童青少年存在考试焦虑时，可以通过放松训练来缓解。放松训练可以消除紧张和焦虑带来的精神压力，使个体身心得到放松。儿童青少年可以通过想象使自己感到焦虑、紧张的情景和事件，来增强积极反应，抑制消极反应，从而达到类似真实情景出现时，能够控制自己心理和行为的效果。有研究证实，采用想象法缓解焦虑引发的心理压力效果显著。

第五，儿童青少年在考试前要保持充足的休息。科学安排复习时间，制订合理的复习计划，不打疲劳战。学习之余，可以适当参加娱乐活动。在压力较大或身体疲劳时，可以适当调整学习节奏，放松心情，进入假消极状态。有研究者认为这种假消极状态有利于激发个体潜能和创造性（施旺红，2015）。

学习焦虑

随着年龄的增长，儿童青少年面临的学业内容逐渐增多，学业压力逐渐加大。若不能有效应对，儿童青少年可能会出现学业适应困难，甚至学习焦虑等问题。学习焦虑是一种不安或不愉快的负性情绪状态，是学生发展过程中的一种常见心理现象（王爱平，2005）。学习焦虑主要表现为：惧怕家长或老师的否定评价，担心或恐惧考试，在课堂上害怕被提问，并可能伴有回避、退缩等行为反应以及失眠、做噩梦等症状（韩陈陈 等，2018）。学习焦虑包括多种类型，其中数学学习焦虑和英语学习焦虑是儿童青少年学习焦虑的常见类型。

数学学习焦虑是个体在处理数字、使用数学概念、学习数学知识以及解决与数学相关的问题时产生的不安、紧张以及畏惧等焦虑情绪体验，同时伴有出汗、口干舌燥以及恶心呕吐等生理反应（Ashcraft et al. , 2005；崔吉芳 等，2011）。Dreger 和 Aiken（1957）认为数学学习焦虑有三个特点，即与一般焦虑不同、与一般智力无关且与数学学习成绩存在负相关。英语学习焦虑是指学生在学习英语的过程中产生的一种与英语学习相关的自我知觉、情感和行为等综合的焦虑情绪，包括交流担忧、考试焦虑以及害怕得到与自己有关的消极评价三个方面（Horwitz et al. , 1986）。数学或者英语学习焦虑者无法在涉及数学或者英语的活动或课堂上表现良好，他们经常通过逃避提问来掩饰尴尬，从不主动与教师沟通交流，更不会主动寻求教师的帮助。

Chiu 等人（1990）编制的儿童数学焦虑量表常用于测量儿童青少年的数学学习焦虑。该量表共 22 个项目，主要包括数学学习评估焦虑、数学问题解决焦虑、数学学习焦虑和数学教师焦虑四个维度。数学学习评估焦虑是指学生在面临与考试相关情境时的焦虑反应；数学问题解决焦虑是指在可能引发厌倦情绪的学习情境中，学生需要付出一定的努力才能解决数学问题时的焦虑反应；数学学习焦虑是指与数学学习活动或过程密切相关的焦虑反应；数学教师焦虑指学生因教师特点或行为而产生的焦虑反应。量表采用 4 点计分，"完全不焦虑"计 1 分，"有点焦虑"计 2 分，"很焦虑"计 3 分，"极度焦虑"计 4

分。总分越高，儿童青少年的数学学习焦虑水平越高。该量表具有良好的信效度，适合中国儿童青少年群体。量表的具体项目见表2-7。

表2-7　数学焦虑量表

序号	项　目
1	当你拿到一本新数学课本时
2	当要你看着数学书上的图，并做出解释时
3	当你听其他同学讲解一道数学题时
4	当你听老师在讲台上讲一道数学题时
5	当你走进教室准备上数学课时
6	当你开始翻看数学课本时
7	当你开始学习数学课本的新一章时
8	当你在课余想到数学问题时
9	当你拿出数学课本开始做数学家庭作业时
10	当你解答一个数学问题时，比如我在一家商店买笔花去八元七角，我付十元，该找回多少钱
11	当你学习某一数学计算方法时
12	当你听老师讲数学知识时
13	当你用数学表格解答数学问题时
14	当别人让你解释某一数学知识时
15	当数学家庭作业中有许多难题时
16	当你在数学考试前的某一天想到考试时
17	当你做一道数很大的算术题时
18	当你参加某一次数学测验时
19	当你复习数学，准备考试时

续表

序号	项 目
20	当老师突然发卷子说要进行数学考试时
21	当你觉得刚考过的数学试卷答得挺好，正等着老师公布成绩时
22	当你参加一次重要的数学课堂测验时

Horwitz 等人（1986）编制的外语课堂焦虑量表（Foreign Language Classroom Anxiety，FLCAS）常用于测量儿童青少年的英语学习焦虑。该量表共 33 个项目，主要包括交流焦虑、消极评价以及考试焦虑和一般性焦虑三个维度。量表采用 5 点计分，"非常不同意"计 1 分，"不同意"计 2 分，"有点不同意"计 3 分，"同意"计 4 分，"非常同意"计 5 分。总分越高，儿童青少年的英语学习焦虑水平越高。该量表具有较好的信效度，适合在中国儿童青少年群体中使用。量表的具体项目见表 2-8。

表 2-8　外语课堂焦虑量表

序号	项 目
1	在外语课上说外语我很没有信心
2	我不担心外语课上会犯错
3	外语课上知道老师将叫我发言时，我会发抖
4	外语课上没听懂老师用外语说什么时，我会感到害怕
5	即使上更多的外语课，我也不觉得困扰
6	上外语课时不自觉地想一些和课堂内容无关的事
7	我总觉得同学的外语能力比自己好
8	对外语课上的一些小测验我感到放松
9	外语课上做没有准备的发言时，我会感到恐慌
10	我担心外语考试不能通过

续表

序号	项　目
11	我不懂为何有些人在外语课上会如此心烦不安
12	外语课上我有时很紧张以至于知道的东西都忘了
13	在外语课上主动发言会使我感到尴尬
14	和外国人用外语会话时，我不感到紧张
15	不理解外语老师纠错内容时，我会很不自在
16	即便我对外语考试准备得很充分，但还是感到焦虑
17	我经常感觉不想去上外语课
18	在外语课上发言我很自信
19	我担心外语老师随时会纠正我的语法和发音
20	快被叫到回答问题时我会感到心跳得很厉害
21	外语考试我准备得越多，越觉得没底
22	我不觉得外语课课前做好准备会有压力
23	我总觉得其他同学外语讲得比我好
24	在其他同学面前说外语我会很拘谨
25	外语课的进度很快，我担心跟不上
26	我上外语课比上其他课更紧张和不安
27	我在外语课上发言时会感到紧张和困惑
28	我在去上外语课的路上感到自信、放松
29	外语老师讲的词我不能做到每一个都听懂时，会感到很不安
30	学外语要学那么多规则，我感到很头疼
31	我说外语时担心别的同学取笑我
32	和外国本族语者在一起我可能会感到轻松自在
33	老师问些我没有事先准备的问题时，我感到紧张

儿童青少年数学及英语学习焦虑的产生与多种因素有关。儿童青少年数学学习焦虑与文化环境有关（Tobias，1976）。例如，在我国，大多数人都认为与男生相比，数学学习对女生来说更困难。这可能会给女儿童青少年带来无形的压力，过度关注数学的学习，会增加数学学习焦虑产生的可能性。师生关系以及教师自身特征将影响儿童青少年的数学及英语学习焦虑。例如，教师对学生的学业支持和关爱、负性评价、教师丰富的教学经验以及积极的教学态度都是降低学生数学及英语学习焦虑水平的关键因素（Young，1990）。父母期望和教养也是影响儿童青少年数学及英语学习焦虑的重要因素。父母对子女过高的教育期望以及严厉惩罚等，可能会增加他们的学习压力，过于关注和在意学习成绩，进而增加焦虑产生的可能性（彭庆，2018）。此外，学生自身的学习态度、学习品质、学习方法、自我调节能力以及自我效能感等也与学生的数学及英语学习焦虑有关。例如，具有积极的学习态度和品质、恰当的学习方法、良好的自我调节能力以及高自我效能感的儿童青少年，其学习焦虑水平普遍偏低。

适度的数学和英语学习焦虑可以使儿童青少年保持学习的兴致，增加学习的积极性及主动性，提高注意力和反应速度。然而，过度的数学和英语学习焦虑，则会导致儿童青少年无法全身心地投入学习中，对学习及考试产生厌烦和恐惧情绪，进而影响学业表现和成绩（司继伟 等，2011），严重者甚至出现迟到、旷课和逃学等厌学反应（陈劼，1997；杨丽恒 等，2017）。此外，儿童青少年对数学学习的焦虑将会限制其大学专业的报考和未来职业选择（王婷婷 等，2018）。而且一旦产生数学学习焦虑，其焦虑水平在整个中学阶段将一直保持稳定，甚至会持续一生（罗新兵 等，2008）。英语学习焦虑会使学习者产生英语学习障碍，影响其将学到的语言成分有效且灵活地运用到语言交际中，这反过来又将影响学习者英语相关知识的输入，最终阻碍英语知识的习得。

　　基于以上分析，有必要探讨改善儿童青少年数学和英语学习焦虑的有效方法，以降低其数学和英语学习焦虑水平，提高学业成绩和适应性。首先，教师要重点关注数学和英语学习焦虑水平较高的儿童青少年，多给予积极反馈，帮助他们树立学习数学和英语的信心。鼓励他们独立完成具有一定挑战性的、与数学和英语相关的活动或任务，培养其独立性和意志力。其次，教师要注重培养儿童青少年的学习兴趣，积极营造良好的学习氛围，结合多种教学方式，增加课程的趣味性。例如，教师要对学习数学和英语努力的学生给予及时的奖励和反馈，教师要调动学生学习的主动性，采用探索式、合作式等多种教学方式与学生一起解决问题。再次，教师在教学过程中，可以适当加入数学和英语学习策略教育，如解题策略和复习策略等，教学生学会学习，培养学习能力。然后，父母应该努力提高自身素质，为儿童青少年树立良好的榜样。要积极配合学校教育，及时与教师沟通，充分信任教师，理解教师，引导儿童青少年尊重教师、尊重知识。关注儿童青少年完成数学和英语作业情况，并进行适当的督促和评价，帮助他们养成良好的学习态度和学习习惯。最后，数学和英语源于生活，与儿童青少年的生活密切相关。父母应该引导他们在生活中学习，从生活中发现数学和英语问题，并与他们一起解决。

健康焦虑

　　健康焦虑是指在缺乏生理病理基础的前提下，个体对自己当前或未来健康状况的持续担忧（Abramowitz et al.，2007；Sunderland et al.，2012）。健康焦虑是一个连续的症状谱，包含从对躯体的轻微担忧到强烈且重度的恐惧。轻度的健康焦虑持续时间短且几乎不会损害个体社会功能，可以通过重复咨询和医学检查有效治愈。然而，重度的健康焦虑即健康焦虑障碍，持续时间长且严重影响日常生活（Ferguson，2009）。对健康的适度担心是对自身的正常保护，有益于个体身心健康发展。然而，过度的健康焦虑可能会影响其对自身健康的评价能力，造成医疗资源浪费，甚至导致健康焦虑障碍及其他心理障碍（Lee et al.，2015）。

健康焦虑在普通人群中的患病率约为 5%（Fergus et al.，2009）。每个人都有可能患健康焦虑，儿童青少年的健康焦虑主要表现为对其成长、身体伤害等的焦虑。健康焦虑者常出现侵入性想象，他们的侵入性想象类似于强迫症患者的强迫行为，主要关注未来而非当下或之前的健康状况（Salkovakis et al.，1986）。在侵入性想象的影响下，健康焦虑者将正常或轻微的躯体症状灾难化，从而表现出寻求保证或者逃避等行为（袁勇贵 等，2015）。为证实自身健康，一些健康焦虑者不断地去医院就诊，但是科学检查和专业医生都不能降低其对自身健康的焦虑水平（Olatunji et al.，2011）。还有些健康焦虑者因担心患严重疾病，所以避免去医院，逃避与疾病有关的场景。然而，这种逃避行为会进一步加重其焦虑，甚至还会使其产生一系列强迫行为（Rachman et al.，2008）。此外，健康焦虑者往往会表现出腹胀等躯体症状，这些症状可能会加重其健康焦虑程度（袁勇贵 等，2015）。需要指出的是，因健康焦虑者症状的严重程度不同，以上所提到的症状表现程度也存在差异。

短版健康焦虑量表（Short Health Anxiety Inventory，SHAI）是健康焦虑研究中最常使用的测量健康焦虑水平的工具。该量表共包含 18 个项目，前 14 个项目主要针对健康焦虑，后 4 个项目针对危险因素，能够将健康焦虑者和不健康焦虑者进行有效区分（张钰群 等，2013）。采用 4 点计分，"从不"计 1 分，"有时"计 2 分，"经常"计 3 分，

"总是"计4分。得分越高,健康焦虑水平越高。该量表具有较高的信效度,被认为是测量健康焦虑水平的最有效量表。量表的具体项目见表2-9。

表2-9 短版健康焦虑量表

序号	项目
1	我担心自己的健康
2	我能感觉到疼痛
3	我能意识到身体的感觉和变化
4	我能控制有关得病的想法
5	我害怕患严重的疾病
6	我会想象自己生病的样子
7	我无法从脑中去除有关健康的想法
8	如果医生说一切健康,我就能放心
9	一听到某种疾病,我就会觉得我得了那种病
10	如果身体有感觉或变化,我就会去想它意味着什么
11	我感觉自己有得病的风险
12	我认为自己患有严重的疾病
13	如果注意到有无法解释的身体感觉,我就无法思考其他事情
14	家人和朋友认为我比较担心自己的健康
15	如果得了什么疾病,我就不能享受生活了
16	如果我得了什么疾病,也是有机会治愈的
17	疾病会毁掉我生活的各个方面
18	如果得了一种疾病,我就会失去尊严

根据美国DSM-4和DSM-5中关于疑病症和疾病焦虑障碍的诊断标准并结合多年的精神科临床工作经验,袁勇贵等人(2015)拟定出

健康焦虑障碍的诊断标准，具体如下：

（1）症状标准：符合焦虑障碍的诊断标准；存在关注未来健康的侵入性想象；存在腹胀、心悸或便秘等一种或多种躯体症状；存在反复寻求保证或逃避治疗的行为。

（2）严重标准：严重影响正常的工作和生活。

（3）病程标准：符合症状标准至少已经 3 个月。

（4）排除标准：排除疑病症或者疾病焦虑障碍、躯体障碍、广泛性焦虑障碍、惊恐障碍、强迫症以及恐惧症等。

以往研究者主要从躯体疾病、生物学因素以及心理社会因素三个方面考察导致儿童青少年健康焦虑的原因。其中，存在躯体疾病的个体产生健康焦虑的可能性更大（Bourgault-Fagnou et al.，2009）。例如，相对于身体健康的儿童青少年，身体受伤者更容易出现健康焦虑。遗传因素是导致健康焦虑的重要原因。健康焦虑具有代际传递性，儿童青少年可能会遗传父母的健康焦虑基因（Rask et al.，2012）。此外，元认知、情绪调节方式以及过去患疾病的经历是健康焦虑产生的关键心理社会因素。元认知与健康焦虑显著相关，健康焦虑的产生与儿童青少年反复控制负性想法且失败有关（Bailey et al.，2013）。当儿童青少年情绪失调时，其无法有效识别和表达负性情绪，激发对躯体症状的不良认知，进而导致健康焦虑（Abramowitz et al.，2007）。与过去较少患病的儿童青少年相比，过去经常患病的儿童青少年产生健康焦虑的可能性更大（Rachman，2012）。

值得一提的是，多数研究者认为健康焦虑障碍就是 DSM-4 中提到的疑病症以及 DSM-5 中提到的疾病焦虑障碍。然而，也有研究者指出健康焦虑障碍只是与疑病症或疾病焦虑障碍类似，并非同一概念（Rachman et al.，2012）。疑病症是一种以过度担心或确信自己患有一种或多种严重躯体疾病的持久性观念为主的神经症（中华医学会精神科分会，2001）。主要特征为反复就医、寻求检查和诊断，寻求家人及朋友对躯体症状和进一步就医的关心（Murad et al.，2010）。疑病症患者会将头痛误认为脑瘤。惊恐障碍（如害怕身体感受）、广泛性焦虑障碍（如担心健康的倾向）以及强迫症（如过度检查和寻求安慰的倾向）与疑病症有某些共同特征，且常常与其共病。疑病症患者主要关注当前和急性的危险因素，其信念是抵制不确定性因素；而健康焦虑障碍患者主要是担心未来可能发生的危险因素。此外，疾病恐惧和疾病信念是疑病症的两个主要组成部分，而健康焦虑障碍患者只有疾病恐惧，无疾病信念（Rachman，2012；Starcevic，2013）。

虽然适度的健康焦虑不会影响儿童青少年的正常学习和生活，但是过度的健康焦虑则可能会让他们出现失眠、疲倦、头痛、紧张、恐惧以及过度警觉等不良反应，这不仅损害他们的心理健康，还可能导致严重的躯体疾病。因此，采用专业有效的干预方法治疗儿童青少年健康焦虑尤为重要。有研究发现，采用认知行为疗法对健康焦虑者进行干预，效果显著。具体干预方案见表 2-10（详细干预内容见表 2-11）。

表 2-10　健康焦虑认知行为干预方案

干预阶段	干预内容
开始阶段（1 次）	进行心境检查 了解儿童青少年健康焦虑的状况 与他们商讨整个干预过程的日程设置 布置家庭作业并对此次会谈进行反馈
正式干预阶段（6 次）	进行认知行为干预 布置相应的家庭作业，以巩固干预效果

续表

干预阶段	干预内容
结束阶段（1次）	总结此前6次正式干预过程 让儿童青少年了解如何在日常生活中缓解健康焦虑，并进行干预效果访谈

表 2-11　健康焦虑认知行为个体活动

干预次数	主题	干预目的	干预核心内容
第1次	介绍干预基本原理	1. 使儿童青少年了解健康焦虑的基本知识 2. 介绍认知行为干预的基本原理	1. 介绍健康焦虑的概念、心理行为表现、影响因素、危害等 2. 介绍认知行为疗法的基本原理：个体的情绪和行为不是由诱发事件直接引起的，而是由个体对事件的认知导致的。通过改变思维或信念和行为的方法来改变不良认知，可以达到消除不良情绪和行为的目的 3. 确定干预的目标：降低健康焦虑水平
第2次	降低健康焦虑水平	1. 识别、调整儿童青少年的歪曲信念和行为 2. 降低儿童青少年的健康焦虑水平	1. 了解儿童青少年健康焦虑的临床表现，包括疾病关注、躯体症状、歪曲信念和行为等 2. 识别儿童青少年的歪曲信念，进行心理教育 3. 将儿童青少年的注意力从严重疾病信息和过度寻求保证中转移出来 4. 引导儿童青少年寻找有效应对不良反应的策略，如放松训练等

续表

干预次数	主题	干预目的	干预核心内容
第3次	提高不确定性容忍力	1. 提高儿童青少年对不确定信息或情境的忍受能力 2. 降低儿童青少年面对不确定情境时的负性情绪	1. 识别儿童青少年在不确定情境下的容忍力水平 2. 对虚假担忧情境的识别训练 3. 重塑担忧的积极信念：指导儿童青少年列举出焦虑的一些积极意义，如"焦虑使我更积极地配合医生的治疗"，提高他们对不确定情境的容忍力 4. 认知暴露：将儿童青少年暴露在与健康相关的不确定信息中，记录暴露练习时的自动想法和存在的问题，鼓励他们坚持下去，直到焦虑自行缓解
第4次	降低完美主义水平	1. 改变儿童青少年的完美主义思维模式 2. 减少儿童青少年的完美主义行为	1. 与儿童青少年共同探讨完美主义的特征，将健康的、恰当的高标准和过度的、损害的高标准区分开来 2. 找出儿童青少年在健康焦虑中与完美主义有关的特定信念和证据，使被试学会"换位思考法"（在看到那些信息时，其他人会怎么想） 3. 鼓励儿童青少年看到信息中积极的一面而不是总关注严重的、消极的一面，学会容忍信息的不确定性和模棱两可 4. 行为策略：使用一些行为策略来减少因担心收不到"完美"的信息而产生的焦虑和不安

续表

干预次数	主题	干预目的	干预核心内容
第5次	问题解决训练	1. 使儿童青少年在面对问题情境时能做出合理有效的认知行为反应 2. 降低儿童青少年的焦虑情绪	1. 问题定位：拥有积极解决健康焦虑问题的态度 2. 问题定义与明确目标：降低焦虑担忧等负性情绪 3. 产生解决途径：（1）找医生帮忙治疗；（2）做心理咨询；（3）自己调节 4. 做出抉择：比较各种方法可能出现的结果，选择出一个最佳的方法 5. 具体实施：按照选择的方法在日常生活中进行练习、观察和评价
第6次	放松训练	1. 使儿童青少年学习放松技术 2. 进行防复发策略指导	1. 做一些基本的应对焦虑的放松、冥想训练，鼓励青少年积极应对日常生活中的焦虑 2. 指导并教会儿童青少年在焦虑出现时的自我调控方法。他们一旦置身于刺激情境或感到负性情绪有所上升时，就立刻做深呼吸和肌肉绷紧放松，反复多次，直到情绪逐渐平静下来，给自己积极暗示，打破负性情绪与刺激情境间的联系

广泛性焦虑

广泛性焦虑是一种以缺乏明确对象和具体内容的提心吊胆及紧张不安为主的焦虑障碍，并伴有植物神经症状、肌肉紧张以及运动性不安等症状（DSM-5；American Psychiatric Association，2013）。其核心症状是慢性、持续以及难以控制的过度担忧。患有广泛性焦虑障碍的个体不仅担忧某些重大事件，也会为生活中的小事担忧。他们会因担忧这些小事而不去做其他事情。

广泛性焦虑障碍患者的焦虑一般通过认知、情感和生理反应来体现。在认知上，广泛性焦虑障碍患者对威胁尤其是针对个人的威胁异常敏感。他们常常会担心某些可怕的事情即将发生，却并不清楚这些可怕事情的具体内容。在情感上，他们常常感到无助和紧张，易警醒，不易得到他人的理解，经常处于崩溃边缘。广泛性焦虑障碍患者的心率、血压、皮肤电以及呼吸律等生理指标与正常人相比无显著差异，但其更可能出现肌肉紧张、精神兴奋、容易疲劳以及睡眠困难等问题（Brown et al.，1995；William et al.，2009）。

广泛性焦虑障碍在人群中的发生率较高。其中，儿童青少年的患病率为2%～19%。患广泛性焦虑障碍的儿童青少年承受着各种不良感觉的摧残，每天都处于紧张中。对这些儿童青少年来说，他们主要担心的还是自己的学业、体育表现、社会表现以及身体创伤，等等。他们的大脑系统热衷于寻找恐惧和潜在恐惧，且会对这些恐惧做出过度反应。患恐惧症的儿童青少年只对特定情境（如狗、昆虫和雷声）有过度恐惧，然而广泛性焦虑障碍儿童青少年的焦虑感无处不在，在任何情境都有可能会触发。例如，在生日聚会上，他们会因蛋糕是否够吃而焦虑，会因担心蜡烛烧到别人的头发而焦虑。另外，引发他们焦虑的情境与其焦虑的事情并无明显的关联。例如，广泛性焦虑障碍儿童青少年会因考试得了 90 分，而担心这个成绩可能影响未来职业生涯（Chansky，2014）。

临床访谈法和问卷法是测量儿童青少年广泛性焦虑障碍的常用方法。其中，DSM-5 中关于广泛性焦虑障碍的诊断标准以及宾州忧虑问卷是最常用的临床访谈诊断标准和问卷。广泛性焦虑障碍的诊断标准已在第一章详细说明，这里不再赘述。宾州忧虑问卷由 Meyer 等人于1990 年编制，适用于正常和异常群体。该问卷共包括 16 个项目，采用 5 点计分，"一点也不像我"计 1 分，"比较不像我"计 2 分，"不清楚"计 3 分，"比较像我"计 4 分，"非常像我"计 5 分。其中，11个项目得分越高表明忧虑程度越高（如"我的担忧要把我压垮了"；"我总是忧虑"），而其他 5 个项目得分越高表明忧虑程度越低（如"我发现抛开烦心的想法是一件很容易的事情"；"我从不担心任何事情"等）。该问卷具有良好的信效度。问卷的具体项目见表 2-12。

表 2-12　宾州忧虑问卷

序号	项　目
1	即使我没有足够多的时间来做每一件事情，我也不会感到担心
2	我的担忧要把我压垮了
3	我通常不容易对事情产生担心
4	在很多情境下，我都会感到焦虑
5	我知道我不应该感到担心，我却总是不能停止担心
6	当我处在压力下时我会很焦虑
7	我总是在为一些事情而担心
8	我发现抛开烦心的想法是一件很容易的事情
9	刚完成一项任务，我就开始为其他我不得不做的每一件事情感到担忧

续表

序号	项 目
10	我从不担心任何事情
11	当某项任务没有什么事情我可以再做的时候，我就再也不会为这件事情感到担心了
12	我一辈子都是一个容易担忧的人
13	我注意到我已经在担心很多事情了
14	一旦我开始担心起来，就不能停止
15	我总是忧虑
16	在任务完成之前，我会一直担心下去

在 Taylor 等人（1998）提出的焦虑病因学解释模型中，将神经质等人格因素定义为一般性因素，将元担忧和不确定性容忍力等定义为特定性因素。基于此，越来越多的研究者考察神经质、元担忧以及不确定性容忍力与儿童青少年广泛性焦虑障碍的关系。高神经质人格特征的个体更容易将日常紧急生活事件认知为危机事件，并为此做更多准备，产生难以控制的担忧，进而增加产生广泛性焦虑障碍的可能性。当个体试图控制无谓的担忧时，又会产生对担忧的担忧，元担忧的产生标志着广泛性焦虑障碍的形成。对不确定性容忍力低的个体而言，不确定性情境通常给他们带来较多的压力、苦恼和无力感，进而增加个体广泛性焦虑障碍发生的可能性（杨智辉，2013）。此外，父母教养如过度保护、过度控制是与儿童青少年广泛性焦虑障碍有关的关键因素。有研究表明，广泛性焦虑障碍的产生也与性别、受教育水平和经济状况等人口学变量有关。女性的广泛性焦虑障碍易感性更高，女性的患病率是男性的两倍（Blazer et al.，1991）。受教育水平较低的个体以及经济状况较差的个体患广泛性焦虑障碍的可能性更大。

广泛性焦虑障碍儿童青少年每天都活在"虚构的焦虑"之中，无休止地与和自己无关的事情做斗争，不仅严重影响自身的生活质量，也会对父母造成不必要的困扰。而且大部分广泛性焦虑障碍患者不会主动求医，只能长时间地忍受广泛性焦虑障碍的困扰。广泛性焦虑障碍儿童青少年对学业表现的过度担心，将耗费其大量的时间和精力，损害正常的学业生活，最终影响学业成绩和学校适应。

基于此，探索治疗儿童青少年广泛性焦虑障碍的方法十分关键。治疗儿童青少年广泛性焦虑障碍主要包括以下几个环节：

第一，教会儿童青少年重新认识焦虑。当儿童青少年认为过度焦虑的想法很正常时，他们将很难消除焦虑。如果儿童青少年能将焦虑看作大脑对某一事件的夸大反应，自然地忽视焦虑，就能够逐渐降低焦虑水平，减少其带来的风险。

第二，纠正错误的焦虑。父母应该提醒儿童青少年写下令其焦虑的情境或事件。然后，通过辩论等形式，指导他们想象在这种情境或事件发生时，最可能出现的第二反应，即现实性的反应，并且当他们产生现实性反应后及时给予强化。然后，父母可以与儿童青少年一起分析焦虑的想法，识别大脑如何歪曲事实。此时，当儿童青少年了解焦虑是大脑对事实的歪曲反应后，就可以自信地忽视焦虑想法。需要指出的是，歪曲事实的方法有两种：其一，过度关注情境的恐怖性，忽略此情境发生的可能性；其二，将感觉和事实混淆。这时，父母需要及时与儿童青少年沟通，让他们明白他们非常恐惧的情境并不代表发生的可能性也很大。

第三，儿童自己掌控焦虑。患广泛性焦虑障碍的儿童青少年几乎无时无刻不处于焦虑之中。父母可以指导儿童青少年划分焦虑时段，只允许自己在规定时间内焦虑。当焦虑发生在规定时段外时，儿童青少年可以将其记录下来，或者坚定地回绝："还没有轮到你出现，你必须等待!"一般而言，儿童青少年容易在睡觉时产生焦虑，因此，他们可以将焦虑时段划分到放学后或者傍晚，避免焦虑在睡前出现。如果儿童青少年常常担心将来可能发生的事情，如小学三年级儿童担心考大学或者找工作等事情，那么父母可以引导他们设定一个日期，并告诉他们从这个日期开始想这些事情，会更有意义。儿童青少年掌控焦虑的另外一种方法是反驳交谈，甚至是对焦虑发火。患广泛性焦虑障碍的儿童青少年常因紧张而不知所措。父母教他们练习使用"发号施令"的方式与焦虑谈话，可能会使儿童青少年如释重负。通过角色扮演让儿童听见焦虑的声音是一种常用的方法。父母扮演焦虑："你不能那样做，这很冒险，我是在捉弄你，哦不不，我是在帮助你。"儿童青少年："你不是在帮助我，焦虑只能浪费我的时间和精力。我可以与风险共存，但是不能和你共存!"

第四，进行适应练习。适应练习可以使广泛性焦虑障碍儿童青少年对恐惧做提前预防。父母指导儿童青少年列一个恐惧情境的层级表，将这些情境按照恐惧程度呈阶梯状排列。然后引导儿童青少年从暴露在程度最低的恐惧情境开始，一步步向上攀升，最终达到最高程度的恐惧情境。当儿童青少年可以重复地暴露于某个恐惧情境时，就说明他们可以自如地掌控这个情境（Chansky，2014）了。详细的恐惧情境层级表如表 2-13 所示。

表 2-13　**恐惧情境层级表**

挑战情境	恐惧度
不要反复检查家庭作业	50
不要问朋友是否因为我而生气	60
不要因为笔记不工整而重复做	65
遗忘一本书在家里	78

续表

挑战情境	恐惧度
故意忘带一件健身服	80
故意忘写一科作业	100
当教师看着我时，故意做出烦闷的表情	100

资料来源：琼斯基. 让孩子远离焦虑：帮助孩子摆脱不安、害怕与焦虑的心理课［M］. 吴宛蒙，译. 杭州：浙江人民出版社，2014.

　　患广泛性焦虑障碍的儿童青少年总是会预先计划将来可能要发生的事情，为了计划得更清晰和完善，他们会不停地追问父母每一个细节。此时，对父母而言，最大的挑战就是对这些儿童青少年保持耐心。父母应该清楚这些儿童青少年就像被焦虑虏获的人质，他们需要你和他们一起对抗焦虑这个共同的敌人。父母的另一挑战是帮助儿童青少年缓解焦虑。某些情境可能不会使父母产生恐惧情绪，但是可能是儿童青少年恐惧和焦虑的来源。父母应该仔细地聆听儿童青少年的恐惧和焦虑，找出隐藏在他们焦虑背后的错误想法，与他们一同探索解决方法，克服焦虑（Chansky，2014）。

分离焦虑

　　分离焦虑是儿童心理发展的重要内容。儿童的分离焦虑表明，其已经与父母建立起难以割舍的依恋关系，也与周围熟悉且安全的环境建立了亲密的关系。焦虑和依恋是儿童早期情绪发展的一对主要矛盾。幼儿或学龄前儿童与其依恋对象（主要是母亲或其他看护者）离别时，表现出一定程度的焦虑情绪很正常。然而，当儿童早期出现的焦虑以分离恐惧为主要表现内容，其严重程度和持续时间远远超过儿童的正常分离情绪反应，且严重影响正常社会功能，那么这种分离焦虑就是病理性障碍（张永婷，2012）。

分离焦虑障碍是指个体与主要依恋对象或者家庭分离时产生的过度焦虑和发展性不适，并可能伴有恶心、呕吐、头疼以及眩晕等躯体症状。其核心特征是害怕与家庭成员或重要他人分离。分离焦虑障碍常见于儿童期和青少年期。儿童6～12个月的患病率为4%，青少年12个月的患病率为1.6%。从儿童期到青少年期和成人期，分离焦虑障碍的患病率呈现下降趋势（DSM-5；American Psychiatric Association，2013）。

与一般分离焦虑心理不同，患分离焦虑障碍儿童青少年的情绪紊乱是担心和焦虑与母亲或重要他人分离而导致的。虽然其担心的事情未成现实，但是这种担心和焦虑所产生的痛苦感觉却不断扩大，并严重削弱儿童青少年的生理机能。患分离焦虑障碍的儿童青少年在患病期间，其焦虑感受时而出现时而消失。当分离情境出现时，其焦虑感受将被重新激活（Fucksman，2005）。没有父母陪伴时，他们就没有安全感，甚至会为父母的安全担忧。例如，父母是不是生病了？是不是快要死了？是不是不高兴？是太累了吗？这些没有必要的担忧占据了他们大量的时间。分离焦虑障碍儿童青少年的这些担忧让其自身及父母都备感疲惫。他们也试图打消这些坏念头，但是跟父母分离或者失去他们的念头却一直充斥着大脑。他们无法控制，只剩绝望。同时，父母也陷入困境，他们想给予子女安慰，却发现无论怎样做都是徒劳的。他们想让子女更加独立，但是子女却将其知觉为被抛弃，反而盯得更紧（Chansky，2014）。

以往主要根据DSM-5中对分离焦虑障碍的诊断标准和Spence儿童焦虑量表，来评估儿童青少年分离焦虑障碍。分离焦虑障碍的诊断标准已在第一章中详细说明，这里不再赘述。Spence儿童焦虑量表（简称SCAS）由Spence（1999）编制，Wang（2004）将其翻译成中文版。该量表共包括 39 个项目，其中 6 个项目测量儿童青少年的分离焦虑。量表采用 4 点计分，"从不"计 0 分，"有时"计 1 分，"经常"计 2 分，"总是"计 3 分。分数越高表明儿童青少年的分离焦虑水平越高。该量表具有良好的测量学特征，适合在中国儿童青少年群体中使用（Wang et al., 2015）。量表的部分具体项目如表 2-14 所示。

表 2-14　Spence 儿童焦虑量表——分离焦虑障碍项目

序号	项　目
1	要我自己一个人待在家里，我会害怕
2	我担心离开父母
3	我担心家里有人会出事
4	早晨上学去对我来说是很苦恼的，因为我感到紧张或害怕
5	如果要我离家在外过夜，我会觉得很恐慌
6	如果叫我自己一个人睡觉，我就觉得恐慌

　　以往关于遗传、气质、家庭环境以及人口学因素对儿童青少年分离焦虑障碍影响的研究较多。例如，父母患分离焦虑障碍的儿童青少年更可能产生分离焦虑障碍，这可能是与遗传素质有关，儿童会遗传父母身上的某些易感因素（Feigon et al., 2001）。相比于非抑制性气质的儿童青少年，抑制性气质者患分离焦虑障碍的可能性更大（袁立壮，2010）。家庭环境是儿童青少年最早接触的环境，其对儿童青少年分离焦虑的产生起着直接且重要的作用。父母的过度控制、保护、侵扰等消极教养方式很容易使儿童青少年产生分离焦虑（Wood, 2007）。亲子依恋也是影响儿童青少年分离焦虑的重要因素，不安全型依恋可能会使儿童青少年产生分离焦虑障碍（Wautier, 2004）。儿童青少年分离焦虑障碍常常产生于重大生活事件之后，如丧失亲人、转学以及移民等。此外，儿童青少年分离焦虑障碍的产生也与其性别有关，女

性患分离焦虑障碍的可能性更大，其发病率接近男性的两倍。儿童青少年分离焦虑的发生与发展并非单一因素作用的结果，而是多种因素共同作用的结果。

分离焦虑障碍儿童青少年害怕离家或者离开依恋对象独自活动，因此他们憎恶学校，拒绝上学，拒绝工作，拒绝与其他人交往，这不仅影响他们的正常生活，也会导致其学业和工作失败、人际交往困难以及社会适应不良等。此外，若不加干预，儿童青少年时期的分离焦虑障碍可能会一直持续到成年期并发展为惊恐障碍或者场所恐惧症等其他心理障碍。而且，患分离焦虑障碍的儿童青少年自杀的风险也会增加（DSM-5；American Psychiatric Association，2013）。

对存在分离焦虑的儿童青少年，父母应该采取积极、科学的养育方式，努力与他们建立良好的亲子关系。尤其是母亲，应该多关心、理解和接纳儿童青少年，能够敏锐地觉察到他们的需要，与他们建立安全型依恋关系，这有利于儿童青少年获得安全感，降低焦虑水平。父母应该引导儿童青少年多接触外部世界，多与人沟通交流，鼓励儿童青少年积极探索外界事物，保护并激发他们的好奇心，拓展他们的视野，为他们创造与人交往的机会。在儿童出现分离焦虑时，父母应该转移注意力，避免焦虑情绪反应激烈。另外，母亲要以温和的态度和平静的心态对待存在分离焦虑的儿童青少年。在与他们分离时要避免徘徊不定和犹豫不决，更要注意不能偷偷溜走，要面带微笑地与他们再见。

关于儿童青少年分离焦虑障碍的治疗主要包括以下几个步骤：

第一，改变认知。治疗分离焦虑障碍的第一步就是教会儿童青少年重新标识大脑传来的错误信息。父母可以引导儿童想象："如果分离时，他们不焦虑，那么情况是怎样的?"让儿童青少年列出"如果……怎么办"的清单，并将它与"还有什么"相对应，然后通过头脑列车的不同轨道来看待分离。儿童也可以将分离后消极后果的可怕程度与其出现的可能性进行对比来认识分离。

第二，限制神经系统。当分离情境越来越近时，患分离焦虑障碍的儿童青少年可能会情绪失控。与正常儿童青少年相比，分离焦虑障碍儿童青少年的神经系统向他们的大脑发送了更多的痛苦信息。虽然哭泣可以帮助正常儿童青少年渡过困境，但是对患分离焦虑障碍的儿童青少年而言，哭泣只会让事态更严重。父母需要耐心安慰儿童青少年，帮助他们慢慢平复。例如，父母可以跟他们说"再过几分钟，当你能均匀呼吸，身体平静时，咱们再谈论这件事情"或者"握着我的手，和我一起呼吸，然后咱们讨论一下这件事情"。此外，父母也可以教会儿童青少年使用气球呼吸法慢慢缓和他们的焦虑。

第三，行为干预。父母可以通过设计真实的分离情境，帮助儿童青少年练习如何面对分离，教会他们正确应对分离。这里特别介绍"分离焦虑行动说明书"。首先，父母可以为分离建立等级，并与儿童青少年商讨从哪个等级开始挑战。需要注意的是，为达到延长父母与儿童青少年分离时间的目标，父母应该延长他们自己离开的时间，避免延长儿童青少年离开的时间。如果儿童青少年可以继续待在熟悉的地方，那么他们只需要应对分离的挑战。相反，如果他们走出熟悉的地方，那么除了分离，他们还需要应对新情境带来的一系列问题。其次，父母应该认识到克服夜晚的分离最困难。然后，适当使用角色扮演。父母可以与儿童青少年分别扮演家长与子女的角色，模拟分离情境，进行对话。父母通过儿童青少年的表演，观察他们的反应，进而找到针对性的方法。再次，父母在与儿童青少年分离前，可以帮助他们安排一些有趣的活动，以打发痛苦时光。最后，父母可以使用贴纸图表等形式来记录儿童青少年分离焦虑的缓解状况，将他们的进步都在图表中标注出来。对于年龄稍大的儿童，还可以使用代币的方式，当获得足够多的代币后就可以换取他们喜欢的奖励。

第四，巩固练习。父母为儿童青少年列出一些与分离有关的挑战性任务。例如，去别的房间取物品等。如果儿童无法单独完成任务，他们可以与兄弟姐妹或者家里的宠物一起完成。此外，可以增加儿童青少年待在学校的时间，减少与父母通话的时间。

智能手机成瘾焦虑

随着通信技术的发展，智能手机的功能越来越多。除了通话和收发短信功能外，还有上网、播放视频、拍照、打游戏以及看小说等多项功能，这不仅能为人们带来便利，也丰富了业余生活。有调查发现，77%的人每天开机12小时以上，33.55%的人24小时开机。当被问到："如果去一个遥远的地方工作或者度假，你最希望带上什么？"超过60%的被调查者都会选择智能手机（何从强 等，2008）。

当前，越来越多的人不自觉地开始依赖智能手机。一旦手机离手，就会不踏实，常常担心手机没有信号，时常拿出手机看一看。当个体有以上表现时，则表明其已经患上智能手机成瘾焦虑。智能手机成瘾焦虑者常常感觉自己不能完全放松，身体一直处于紧张状态，面部紧绷，并伴有出汗、眩晕、呼吸急促、心跳加快等躯体症状（谷晨，2009）。

当前，有智能手机的儿童青少年越来越多，智能手机成瘾焦虑在儿童青少年群体中普遍存在。有调查显示，约93%的儿童青少年智能手机使用者有智能手机焦虑感，如果他们不带手机、手机没电、电话没响、打电话对方没接或不通就会产生不安、紧张和焦虑。

以往研究者通常采用访谈法评估儿童青少年的智能手机成瘾焦虑（北京未来新世纪教育科学发展中心，2008）。访谈主要涉及八个问题。如果儿童青少年有一半以上的回答是肯定的，那么其很可能患智能手机成瘾焦虑，或者有智能手机成瘾焦虑倾向。具体题目如表 2-15 所示。

表 2-15　智能手机成瘾焦虑访谈题目

序号	项　目
1	你经常把手机放在身上吗
2	你会不会总有手机铃声响了的幻觉
3	接听电话时你是否觉得耳旁有手机的辐射波环绕
4	你是不是经常下意识地找手机
5	你是不是经常害怕手机自动关机
6	你晚上睡觉也开着手机吗
7	当手机经常连不上网、收不到信号时，你会对工作产生强烈的无力感吗
8	最近，你经常有手脚发麻、心悸、头晕、多汗、胃肠功能紊乱等症状出现吗

　　智能手机成瘾与儿童青少年的人格特质有关。高神经质和内向型人格是导致智能手机成瘾焦虑的重要特质。不确定性容忍力水平偏低的儿童青少年产生智能手机成瘾焦虑的可能性更大。惧怕否定评价的儿童青少年倾向于将注意力从社交环境转向智能手机，这些儿童青少年逃避与外界接触，长时间地观看智能手机，可能导致其智能手机成瘾焦虑。此外，儿童青少年的智能手机成瘾焦虑也与家庭环境、父母教养方式以及社会支持有关。良好的家庭环境能够减少智能手机的使用频率（Wang et al., 2013），进而降低智能手机成瘾发生的可能性。而且积极的教养方式和高水平的社会支持均能够降低智能手机成瘾和智能手机成瘾焦虑水平（邓兆杰 等，2015）。

智能手机成瘾焦虑无疑会占用儿童青少年的学习时间，导致其对学习不感兴趣，荒废学业，甚至退学。智能手机成瘾焦虑的儿童青少年会将大部分时间用在手机上，这就会减少他们与家人、朋友以及同学交流互动的时间和机会，损害与家人和朋友的亲密关系，影响正常的人际交往，导致其难以承担正常的社会角色，阻碍社会发展与适应。另外，智能手机成瘾焦虑的儿童青少年身体健康状态相对较差。基于此，有必要采取有效的措施缓解儿童青少年的智能手机成瘾焦虑。

目前，已有研究中主要采用音乐疗法和体育疗法治疗成瘾焦虑问题。音乐疗法的核心目标是缓解智能手机成瘾焦虑儿童青少年的紧张感，治愈受损的身心，达到镇静催眠、稳定情绪、安抚心理的作用，并且帮助他们走出成瘾焦虑，恢复正常的学习和生活。此外，也可以采用体育疗法，鼓励儿童青少年参加体育活动，这既能减少观看手机的时间，也能使他们畅快地释放自己的身体和心理能量，宣泄不良情绪、消除紧张感、放松身心（冯正直 等，2014）。

体育表现焦虑

体育表现焦虑是个体在特定的体育活动情境中，对当前的体育活动或预期将要学习的知识和技能对自尊心产生潜在威胁的一种情绪反映，其心理表现主要为不安、忧虑、紧张、恐惧以及焦虑等，生理表现为较高的唤醒水平（商虹，2010）。体育表现焦虑可分为特质焦虑和状态焦虑两类。状态焦虑是个体在特定情境或面临难度较大任务时产生的一种暂时性焦虑。特质焦虑是一种相对稳定的焦虑。高特质焦虑的个体经常处于焦虑状态，他们会因很多事情担忧、紧张。在体育运动或比赛中，高特质焦虑的个体会表现出高水平的状态焦虑，情境的压力越大，特质焦虑和状态焦虑的关联程度就越高（朱有生，2015）。

体育表现焦虑普遍存在于儿童青少年群体。这可能与体育被纳入升学考试的必考科目有关。虽然体育被纳入考试科目是为了改进体育教学，帮助儿童青少年养成锻炼身体的好习惯，并提高儿童青少年的身体健康水平，但是这同时也为体育增加了应试色彩，考试的压力可能会导致儿童青少年产生对体育的焦虑，尤其是当他们意识到体育成绩会影响其升学情况时，焦虑水平可能会明显提高（朱有生，2015）。此外，体育活动中动作的难度与危险性、保护措施、考核标准、场地与器材布置、教学方法以及组织方式等也是导致儿童青少年体育表现焦虑的外部因素（陈少坚，2004）。

与儿童青少年体育表现焦虑有关的内部因素主要包括：个人期望、完美主义、失败的经验以及自信心和自我价值感。在体育活动或者比赛中，儿童青少年都希望能够表现良好或者取得好成绩，这种对自身的期望是儿童青少年焦虑产生的重要来源。完美主义者较少对自身表现满意，而且常常预期自己会失败，所以他们更容易产生高水平的焦虑。如果儿童青少年在之前的体育活动中表现较差，或者在某次比赛中失败，那么他们在未来面对体育活动时就可能会出现焦虑情绪。一般而言，自信水平较低的儿童青少年的体育表现焦虑较高，他们给自己较大的心理压力，预期自己会失败，同时又害怕失败，因此将产生焦虑（李琴，2012）。

不同程度的体育表现焦虑对儿童青少年的影响不同。适度的体育表现焦虑能够使儿童青少年的认知和学习处于最佳状态，有益于他们顺利完成学习任务。因此，在体育运动中，儿童青少年应该保持一定的觉醒状态，使焦虑达到适度的水平。然而，过低或者过高的体育表现焦虑都不利于体育锻炼达到最优效果。较低的体育表现焦虑会导致儿童青少年的心理活动缺乏指向性，大脑皮层不易形成优势兴奋中心，注意力集中程度较低，身体运动器官的各项功能无法达到最佳状态。具体表现为，肌肉差别感受性低、观察力弱、思维迟缓以及动作误差大等。过高的焦虑水平则会使儿童青少年过分关注结果，阻碍正常的认知活动，导致信息加工效率较低，进而影响其在体育运动中的表现（陈少坚，2004）。

　　缓解儿童青少年体育表现的方法主要有系统脱敏疗法、疏导疗法以及情绪疗法。治疗师使用系统脱敏疗法时，要引导儿童青少年尽可能详细地描述所有体验过的、引发焦虑的体育活动情境，找出焦虑的刺激源，并同儿童青少年一起制订焦虑刺激等级表。然后，当儿童青少年处于放松状态时，让其按照刺激强度等级想象引发焦虑的情境，当想象第一个情境能保持放松状态时，紧接着想象第二个情境，直到全部情境结束。最后，儿童青少年还要通过有针对性的实际运动，进行反复练习，从而缓解体育表现焦虑。在使用疏导疗法治疗儿童青少年体育表现焦虑时，要引导他们认识到焦虑的原因，然后通过对话疏通其焦虑心理，建立自信心。情绪疗法是指儿童青少年要降低其体育表现焦虑水平，就需要对情绪进行自我调节。他们可以采用听音乐的方式转移注意力，或者进行自信心训练，尝试接受挑战，逐渐建立起对自己能力的信心（谢玉波，2007）。

体象焦虑

　　体象是个体对自身生理性躯体状况的认知，通过对躯体完整性的判断以及对躯体某部分运动或位置的评定而产生，是客观外貌、社会影响以及文化审美多种因素共同作用的结果（周正猷，1999）。在东方传统文化的影响下以及当今媒体的大肆宣传下，越来越多的个体过度关注其体象。很多女性认为自己太胖，不断追求"苗条"；男性认为自己太瘦、不够强壮，不断追求"肌肉感"。有研究发现，过度关注体象这一现象在儿童青少年群体中较明显（廖艳辉 等，2009）。

儿童青少年时期正处于自我意识形成的关键期。在这一时期，儿童青少年对美的追求不断增加，他们容易将注意力放在自己的身体外形上，体象已经成为他们在日常生活中关注的重点。尤其对于进入青春期的个体而言，男女生的第二性征出现很大的差异，这些差异不仅是区分性别以及反映身体健康与否的标志，也是两性间相互吸引的重要原因。男女生均希望自己在容颜、体型以及音调等方面体现性别特点并具有优势，能够对异性产生吸引力（高德伟，1995）。

然而，当他们认为自己的体象没有吸引力，对自身体象不满意且体象很难改变时，例如，身材矮小、身体过于肥胖以及面部长痤疮等，就会产生烦恼和焦虑，即体象焦虑。有调查发现，大约49%的男儿童青少年因身材矮小而烦恼和焦虑，有37.7%的女儿童青少年因肥胖而烦恼和焦虑，而且她们大多数人都采用节食法减肥。还有25.2%的女儿童青少年因身材矮小而苦恼和焦虑。另外，大约20%的儿童青少年因面部长痤疮和雀斑而烦恼和焦虑（高德伟，1995）。

虽然对体象的过分焦虑不一定会发展为体象障碍，但是当儿童青少年对体象的焦虑引发临床意义上的痛苦或社会功能损伤时，体象焦虑可能已发展为体象障碍。

体象障碍多发病于青春期。患体象障碍的个体常过分关注自己的脸、鼻子、眼睛、皮肤、生殖器官、腿、臀部和头发等部位。这种过分关注可能会导致个体产生强迫观念、伪装和回避等强迫行为，进而影响其正常的学习、生活以及其他社会功能，严重者可能还会出现自残、自杀等行为（Carroll et al.，2002；Demarco，et al.，1998；袁勇贵等，2004）。

目前，研究者多采用《体象障碍自评量表》测量儿童青少年的体象障碍。该量表由鲁龙光等人（2000）编制，共 23 个项目，包括自感缺陷度、体象认知度、体象关注度、情绪受损度、社会交往度、体象改变度、客观评价度以及体象障碍诱因度八个维度。量表采用 4 点计分，"非常符号"计 4 分，"有点符合"计 3 分，"有点不符合"计 2 分，"完全不符合"计 1 分，总分越高则个体体象障碍水平越高。该量表具有较好的信效度，适合儿童青少年群体使用（鲁龙光 等，2000）。具体项目如表 2-16 所示。

表 2-16　体象障碍自评量表

序号	项　目
1	我感到自己的体象某部位变丑了
2	我感到自身某个部位有了缺陷
3	我认为体象是我人生的头等大事
4	我每天都想着身上有缺陷的部位
5	体象改变使我日夜难以平静
6	我因体象改变而痛苦
7	因体象变化，我失去了对其他事物的兴趣
8	因体象变化影响我发挥社会功能了
9	我每天都注意自身某部位的变化
10	我想尽一切办法去改变自己的体象缺陷
11	我常到医疗矫形医院，希望矫正自己的身体缺陷
12	我对自身的缺陷经常进行自我矫正
13	平时，别人经常评价我的体象
14	我很关注别人对我体象缺陷的议论
15	我因体象改变，回避与他人交往

续表

序号	项　目
16	我感到与别人交往使他人不舒服或讨厌
17	我因体象改变，脾气完全变了
18	我因自身某部位改变而积极求治
19	我感到体象改变是人生不祥之兆
20	体象改变使我猜疑心增强
21	我知道自己最初体象改变的诱因
22	体象改变在他人劝说下可以暂时缓解
23	我对我所接受的治疗都不满意

体象障碍的发生是生物、遗传和环境多种因素共同作用的结果。有研究发现，体象障碍的发生与5-羟色胺等遗传因素有关，早期的被虐待经历以及消极的家庭环境可能会使儿童青少年产生体象障碍。此外，自卑以及孤僻等人格特质被认为是体象障碍产生的易感因素（袁勇贵 等，2004）。

为缓解儿童青少年对体象的过度焦虑情绪，阻止体象焦虑进一步发展为体象障碍，父母和教师应该注重对儿童青少年进行多方面的体象教育。例如，父母可以向儿童青少年介绍饮食知识，培养他们科学合理的饮食习惯。并且向儿童青少年说明运动的重要性和必要性，使他们养成良好的锻炼习惯。在日常生活中，父母要适时、适当地鼓励儿童青少年，帮助他们提升自信心。学校应组织一些课外活动，使儿童青少年各方面的特长和优势得以展现，增强其自信心。此外，家庭和学校还要相互配合，支持儿童青少年经常参加社交活动，积累社交经验，帮助他们形成积极的身体意象（陈霞 等，2018）。

参考文献

琼斯基.让孩子远离焦虑:帮助孩子摆脱不安、害怕与焦虑的心理课[M].吴宛蒙,译.杭州:浙江人民出版社,2014.

亨德森.害羞与社交焦虑症:CBT治疗与社交技能训练[M].姜佟琳,译.北京:人民邮电出版社,2015.

北京未来新世纪教育科学发展中心.教师如何远离亚健康[M].成都:电子科技大学出版社,2010.

曹俊,聂胜楠,李梦然,等.遵义市受艾滋病影响中学生社交焦虑现状及影响因素[J].中国学校卫生,2018,39(11):1697-1699.

陈睿,刘潇楠,周仁来.不同程度考试焦虑个体对威胁性刺激注意机制的差异[J].心理科学,2011,34(1):151-154.

陈霞,王江洋.从体象教育入手改善中学生社交焦虑问题[J].辽宁教育,2018(6):39-40.

陈劭.英语学生课堂焦虑感与口语水平的关系[J].国外外语教学,1997(1):15-19.

陈少坚.大学体育教程[M].厦门:厦门大学出版社,2004.

冯正直,戴琴.健康心理学[M].重庆:西南师范大学出版社,2015.

高德伟.性健康教育学[M].呼和浩特:内蒙古人民出版社,1995.

崔吉芳,李嫩晓,陈英和.数学焦虑影响儿童数学任务表现的作用机制探析[J].心理发展与教育,2011,27(2):118-125.

邓兆杰,黄海,桂娅菲,等.大学生手机依赖与父母教养方式、主观幸福感的关系[J].中国心理卫生杂志,2015,29(1):68-73.

Abramowitz J S, Olatunji B O, Deacon B J. Health anxiety, hypochondriasis, and the anxiety disorders[J]. Behav Ther, 2007,38(1):86-94.

Arnold J. Affect in language learning [M]. Cambridge:Cambridge University Press,

2000.

Ashcraft M H, Ridley K S. Math anxiety and its cognitive consequences/ J I Campbell (Ed.), Handbook of mathematical cognition [M]. New York, NY: Psychology Press,2005.

Bailey R, Wells A. Does metacognition make a unique contribution to health anxiety when controlling for neuroticism, illness cognition, and somatosensory amplification? [J]. Cogn Psychother, 2013,27(4):327-337.

Beidel D C, Turner S M, Morris T L. Psychopathology of childhood social phobia [J]. Journal of the American Academy of Child & Adolescent Psychiatry, 1999, 38(6):643-650.

Bourgault-Fagnou M D, Hadjistavropouls H D. Understanding health anxiety among community dwelling seniors with varying degrees of frailty [J]. Aging Ment Health, 2009,13(2):226-237.

Burstein M, He J P, Kattan G, et al. Social phobia and subtypes in the National Comorbidity Survey-Adolescent Supplement: Prevalence, correlates, and comorbidity [J]. Journal of the American Academy of Child & Adolescent Psychiatry, 2011,50(9):870-880.

Carroll D H, Scahill L, Phillips K A. Current concepts in body dysmorphic disorder [J]. Arch Psychiatr Nurs, 2002,16:72-79.

Chiu L, Henry L L. Development and validation of the mathematics anxiety scale for children[J]. Measurement & Evaluation in Counseling & Development, 1990, 23(3):121-127.

Deborah, C B, Samuel, M T, et al. Taylor-Ferreira. Teaching study skills and test-taking strategies to elementary school students[J]. Behavior Modification, 1999, 123:630-692.

Demarco L M, Li L C, Phillips K A, et al. Perceived stress in body dysmorphic disorder[J]. Journal of Nervous & Mental Disease, 1998,186(11):724-729.

Dreger R M, Aiken L R. The identification of number anxiety in a college population [J]. Journal of Educational Psychology, 1957,48:344-351.

Feigon S A, Waldman I D, Levy F, Hay D A. Genetic and environmental influences on separation anxiety disorder symptoms and their moderation by age and sex [J]. Behavior Genetics, 2001,31(5):403-411.

Fergus T A, Valentiner D P. Reexamining the domain of hypochondriasis: Comparing the Illness Attitudes Scale to other approaches[J]. Journal of Anxiety Disorders, 2009,23(6):760-766.

Ferguson E. A taxometric analysis of health anxiety [J]. Psychological Medicine, 2009,39(2):227-285.

Fischer S, Nater U M, Laferton J A. Negative stress beliefs predict somatic symptoms in students under academic stress [J]. International Journal of Behavioral Medicine, 2016,23:746-751.

Han P G, Wu Y P, Tian Y, Xia X M, et al. The relationship between shyness and externalizing problem in Chinese preschoolers: The moderating effect of teacher-child relationship[J]. Journal of Education & Training Studies, 2016,4(3):167-173.

Horwitz E K, Horwitz M B, Cope J. Foreign language classroom anxiety[J]. Modern Language Journal, 1986(2):125-132.

Wang P W, Liu T L, Ko C H, et al. Association between problematic cellular phone use and suicide: The moderating effect of family function and depression. Comprehensive Psychiatry, 2013,55(2):342-348.

Jemmont J B. Academic stress, power motivation and decrease in secretion rate of salivary secretory immuneglobina[J]. Lancet, 1983,25(11):1400-1407.

Kalutskaya I N, Archbell K A, Moritz R K, et al. Shy children in the classroom: From research to educational practice[J]. Translational Issues in Psychological Science, 2015,1(2):149-157.

Lee S, Creed F H, Ma Y L, et al. Somatic symptom burden and health anxiety in the population and their correlates[J]. J Psychosom Res, 2015,78(1):71-76.

Murad A, Hanefi Y, Semih S, et al. Pituitary volumes in hypochondriac patients[J]. Progress in Neuro-Psychopharmacology and Biological Psychiatry, 2010,34(2): 344-347.

Olatunji B O, Etzel E N, Tomarken A J. The effects of safety behaviors on health anxiety: An experimental investigation[J]. Behav Res Ther, 2011,49(11): 719-728.

Rachman S. Health anxiety disorder: A cognitive construal[J]. Behav Res Ther, 2012,50(7):502-512.

Rachman S, Radomsky A S, Shafran R. Safety behavior: A reconsideration[J]. Behav Res Ther, 2008,46(2):163-173.

Rask C U, Elberling H, Skovgaard A M, et al. Parental-reported health anxiety symptoms in 5-to 7-year-old children: The copenhagen child cohort ccc 2000 [J]. Psychosomatics, 2012,53(1):58-67.

Salkovakis P M, Warwick H M. Morbid preoccupations, health anxiety and reassurance: A cognitive-behavioral approach to hypochondriasis[J]. Behav Res Ther, 1986,24(5):597-602.

Spence S H. Spence Children's Anxiety Scale (parent version) [M]. Brisbane: University of Queensland,1999.

Starcevic V. Hypochondriasis and health anxiety: Conceptual challenges[J]. Br J Psychiatry, 2013,202(1):7-8.

Trueba A F, Smith N B, Auchus R J, et al. Academic examstress and depressive mood are associated with reductions in exhaled nitric oxide in healthy individuals [J]. Biological Psychology, 2013,93:206-212.

Wang, M F,Meng, Q X, Liu, L, & Liu, J T. Reliability and validity of the Spence children's anxiety scale for parents in mainland Chinese children and adolescents[J]. Child Psychiatry & Human Development,2015, 47(5):830-839.

Wautier G, Balter Blume L. The effects of ego identity, gender role, and attachment on depression and anxiety in young adults[J]. Identity, 2004,4(1):59-76.

Wood J J, Kiff C, Jacobs J, et al. Dependency on elementary school caregivers:The role of parental intrusiveness and children's separation anxiety[J]. Psychology in the Schools, 2007,44(8):823-837.

Young D J. An investigation of students' perspectives on anxiety and speaking[J]. Foreign Language Annuals, 1990,23:539-553.

耿柳娜,陈英和.数学焦虑对儿童加减法认知策略选择和执行的影响[J].心理发展与教育,2005(4):24-27.

韩陈陈,唐方熙.学习焦虑对高一新生适应不良的影响:人际关系敏感的中介作用[J].中小学心理健康教育,2018(27):12-16.

何从强,朱宪玲.职业女性幸福生活读本[M].广州:花城出版社,2011.

黄琼,周仁来.中国学生考试焦虑的发展趋势——纵向分析与横向验证[J].中国临床心理学杂志,2019,27(1):113-118.

李超,亚然.再见,演讲焦虑:七天控制你的公众演讲焦虑[M].上海:上海交通大学出版社,2014.

李琴.运动焦虑的影响因素及调整措施的相关研究[J].三峡大学学报:人文社会科学版,2012,34(S1):141-142.

李庆方,赵来田,王卫民,等.考试应激对小学生情绪及免疫功能的影响[J].四川精神卫生,2010,23(1):30-31.

鲁龙光,陈图农,陈建国,等.体象障碍自评量表的初步制定[J].中国心理卫生杂志,2000(5):299-302.

卢欣荣,王忆军,朱慧全,等.哈尔滨市中学生考试焦虑影响因素研究[J].中国学校卫生,2005(8):645-646.

罗新兵,王凤葵,罗增儒.中学生数学焦虑的调查与分析[J].数学教育学报,

2008(5):48-50.

廖艳辉,刘铁桥,唐劲松,等.医学生体象关注与焦虑、抑郁情绪研究[J].中国临床心理学杂志,2009,17(3):336,339-341.

彭庆.高中生英语学习焦虑成因及应对策略[J].名师在线,2018(30):44-45.

彭顺,汪夏,牛更枫,等.负面评价恐惧对社交焦虑的影响:基于社交焦虑的认知行为模型[J].心理发展与教育,2019,35(1):121-128.

商虹.体育心理学[M].成都:西南交通大学出版社,2010.

施旺红.战胜自己:顺气自然的森田疗法:第3版[M].西安:第四军医大学出版社,2020.

司继伟,徐艳丽,刘效贞.数学焦虑、问题形式对乘法估算的影响[J].心理科学,2011,34(2):407-413.

田宝,郭德俊.考试焦虑影响考试成绩的基本模式[J].心理科学,2004,27(6):1360-1364.

王爱平,车宏生.学习焦虑、学习态度和投入动机与学业成绩关系的研究——关于《心理统计学》学习经验的调查[J].心理发展与教育,2005,21(1):55-59,86.

王婷婷,阳明正,司继伟.高中生数学性别刻板印象、数学焦虑与数学成绩的关系[J].青少年学刊,2018(1):23-30.

邢洋.初中生数学焦虑状况调查及相关因素分析[D].长春:东北师范大学,2009.

杨丽恒,张珊.初中生英语焦虑对英语学业成绩的影响——英语元认知的中介作用[J].教育理论与实践,2017,37(35):56-58.

余真真,杨智辉.大学生演讲焦虑的特点及其影响因素[J].中国健康心理学杂志,2016,24(11):1721-1727.

袁勇贵,陈丽君.体象障碍的研究与应用[J].中国临床康复,2004(30):6738-6739.

袁勇贵,张钰群.健康焦虑障碍是否是一种新型焦虑障碍[J].中华脑科疾病与康复杂志(电子版),2015,5(2):1-4.

袁立壮.西方儿童分离焦虑及其干预[J].教育评论,2010(3):155-158.

张钰群,袁勇贵.健康焦虑的研究现状[J].医学与哲学,2013,34(7):71-74.

中华医学会精神科分会.CCMD-3 中国精神障碍分类与诊断标准:第三版[M].
    济南:山东科学技术出版社,2001:103.

张艺馨,杨智辉,何文倩,等.不确定性忍受力和元担忧在神经质人格与社交焦虑
    间起的作用[J].中国心理卫生杂志,2015,29(2):145-149.

郑日昌,陈永胜.考试焦虑的诊断与治疗[M].哈尔滨:黑龙江科学技术出版
    社,1990.

张永婷.孩子的心里架构由父母搭建[M].北京:北京工业大学出版社,2012.

周正猷.体象障碍临床初步探讨[J].健康心理学杂志,1999(2):212-214.

朱有生.初中学生体育运动焦虑和影响因素探析[J].当代体育科技,2015,5
    (11):234-235.

第三章　儿童青少年焦虑的影响

焦虑普遍存在于儿童青少年群体。虽具有内隐性，不易被察觉，但其对儿童青少年的消极影响常常显露无遗。其发生发展将对儿童青少年的生理健康、心理健康以及社会发展适应产生严重的消极影响，对其干预治疗会耗费大量家庭财富和社会资源。接下来，本章将对焦虑对儿童青少年学校适应、人际关系以及身心健康的影响进行详细介绍。

儿童青少年焦虑对学校适应的影响

学校适应是指学生在与学校环境互动过程中，主动调整身心，顺利完成规定的学业任务，达成学校教育要求的过程（陈君，2006）。学校适应是一个多维概念，包括学生学校表现、学业成绩、对学校的情感或态度以及参与学校活动的程度等诸多方面（Hamre et al.，2001）。学校是儿童青少年学习生活的重要场所，学校适应关系到儿童青少年的未来发展和社会适应。学校适应良好的儿童青少年能够与同伴友好相处，对学校给予积极的评价，妥善解决在学校中遇到的各种问题（黄宁 等，2007）。然而，学校适应不良的儿童青少年会出现一系列问题，如同伴关系差或被同伴拒绝，讨厌学校甚至厌学等（刘万伦，2004）。

焦虑是困扰当今儿童青少年的常见心理问题，也是影响儿童青少年学校适应的关键因素。以往研究表明，焦虑的儿童青少年因紧张且恐惧在班级发言，所以常常表现出一系列的学校适应问题。接下来，我们主要探讨儿童青少年焦虑对其学业成绩、学业拖延、学校恐惧以及旷学的影响。在关于儿童青少年焦虑对学业成绩影响的研究中，主要集中考察了考试焦虑对学业成绩的影响。例如，李艳平（2003）对759 名初中生考试焦虑与学业成绩的关系研究发现，初中生的考试焦虑水平越高，其学业成绩越差。郑希付（2004）对 1 273 名高中生的考试焦虑与学业成绩的关系研究发现，高中生的学业成绩与考试焦虑存在显著的负相关关系，高考试焦虑水平与低学业成绩存在密切的联系。儿童青少年焦虑也是影响其学业拖延的关键因素。例如，宇露（2017）在对小学生焦虑对其拖延行为的影响研究中发现，小学生焦虑能够显著预测其学业拖延，且焦虑与学业拖延呈正 U 形曲线关系。适度焦虑能够减缓拖延行为，然而，过度焦虑则将加重拖延行为。田倩倩（2018）对 700 名初中生焦虑与其学业拖延的关系进行研究后发现，初中生焦虑与其学业拖延显著相关。高焦虑水平的初中生，其学业拖延程度较高。此外，儿童青少年的学校恐惧或者旷学等适应问题也与焦虑有关。例如，患分离焦虑障碍的儿童青少年不愿意离家或者离开父母，患社交焦虑障碍的儿童青少年害怕与人交往，所以他们常常拒绝上学，或者出现旷学等现象。由于患惊恐障碍的儿童青少年常常需要就医，所以其辍学的可能性较大。

儿童青少年焦虑对人际关系的影响

人际关系主要包括亲子关系、同伴关系和师生关系。在家庭中，儿童青少年的人际关系主要是亲子关系。亲子关系涵盖内容广泛，涉及亲子依恋、父母教养等多方面。在学校中，儿童青少年的人际关系主要是同伴关系和师生关系。与亲子关系和师生关系不同，同伴关系是儿童青少年在与同龄人交往过程中产生的一种人际关系。这种人际关系是平等且平行的。亲子关系、同伴关系以及师生关系对儿童青少年的发展适应意义重大。良好的亲子关系是促进儿童青少年健康发展的关键因素，不良的亲子关系可能会导致儿童青少年适应困难，对其发展产生消极影响（Stafford et al.，2016；Weymouth et al.，2016）。良好的同伴关系是儿童青少年社会能力发展的有效保障，是满足社交需要，获得社会支持和安全感的重要源泉。相反，不良的同伴关系可能导致其学校适应困难，甚至影响其成年以后的社会适应（李子华，2019）。良好的师生关系有利于儿童青少年学业发展、学校适应以及心理健康，不良的师生关系是导致儿童青少年学业成绩差、厌学或者逃学的关键因素之一（陈旭 等，2018）。

以往研究证实，儿童青少年焦虑是导致其人际关系不良的重要因素。无论在儿童早期、中期还是在青少年期，儿童青少年焦虑都会对亲子关系造成一定的影响。儿童青少年的焦虑等内化行为是其后期与父母关系质量较差的因素之一。儿童青少年焦虑也会影响亲子依恋，焦虑的儿童青少年难以恰当地整合对父母的积极和消极评估，总是倾向于体验到高水平的敌对感与无助感，这就使得他们在与父母互动时，无法有效地管理自身行为，因而焦虑儿童青少年比非焦虑儿童青少年有更高水平的混乱型依恋（Brumariual et al.，2013）。儿童青少年的焦虑情绪会促发消极父母教养，使得父母有更多的过度卷入、批判或者惩罚等行为，而较少表现出鼓励、支持或者给予自主等积极行为（吕勤 等，2003）。儿童青少年焦虑与其同伴关系密切相关。儿童青少年焦虑水平越高，则同伴关系越差，在同伴中的受欢迎程度越低，而焦虑水平越低的儿童青少年，其更受同伴欢迎（Verduin，2008）。另外，对有社交焦虑的儿童青少年来说，其在同伴交往过程中容易表现出害羞、回避或退缩等行为，这将导致较差的同伴关系，甚至遭受同伴侵害或者被欺负。儿童青少年的焦虑影响良好师生关系的建立。具有较高焦虑水平等行为问题的儿童青少年在与教师相处时，将表现出较多的冲突行为和较少的亲密行为（Zhang，2011）。反之，具有较低焦虑水平等行为问题的儿童青少年倾向于与其教师建立一种积极的、和谐融洽的关系（Hamre，2008）。

儿童青少年焦虑对身心健康的影响

焦虑具有稳定性且与个体后期的抑郁、行为障碍存在密切关系，若不给予及时的干预或矫治，童年期或者青少年期的焦虑会增加个体在后期患上抑郁症、失眠障碍、进食障碍、成瘾问题及躯体不适的风险。

抑郁是指在成长过程中个体对自身变化、周围环境或所经历事件的适应性反应，包含从轻微的消极情绪到严重情绪障碍。儿童青少年的抑郁可以通过情绪、认知和行为三个方面来体现。具体地说，在情绪上主要表现为沮丧、烦躁、兴趣下降等；在认知上主要表现为悲观、低动机水平和低自我价值感等；在行为上主要表现为退缩、易怒，甚至产生自杀的意念或行为等（徐夫真，2012）。同焦虑一样，抑郁也是儿童青少年群体中普遍存在的消极情绪问题。虽然目前关于儿童青少年焦虑抑郁的发生顺序还存在较大的争议，但是多数研究者认为儿童青少年的焦虑先于抑郁存在，儿童青少年焦虑是导致后期抑郁的重要因素之一，儿童青少年在其抑郁症状产生前大多经历过焦虑障碍（Cole et al.，2001）。另外，当儿童青少年的焦虑得到改善时，其抑郁也会随之得以改善（Antony et al.，2008）。

世界卫生组织将失眠定义为，一周内至少有三个晚上出现入睡困难和（或）难以维持睡眠，或者由无法恢复精力的睡眠引起的不适，伴随白天的苦恼或影响社会功能。儿童青少年的焦虑障碍是导致其失眠的重要风险因素。这些儿童青少年的睡眠质量普遍较差，经常出现入睡困难、夜间睡眠障碍、睡眠维持时间紊乱或者早醒等睡眠问题（Rosenthal et al.，1996）。这不仅严重影响其正常生活和学习，还将降低其生活质量。另外需要指出的是，在各类焦虑障碍中，广泛性焦虑障碍和惊恐障碍与儿童青少年失眠的关系最密切（赵文清 等，2016）。

进食障碍是一组以异常进食为特征的慢性精神障碍，主要包括神经性厌食、神经性贪食和非典型性进食障碍（Goyal et al.，2012）。有研究发现，儿童青少年焦虑障碍是其进食障碍的危险因素（Chen et al.，2012）。焦虑情绪通过降低儿童青少年的自我控制力，或者通过阻碍儿童青少年对进食认知的控制，导致其过度进食行为的产生。另外，对儿童青少年焦虑障碍的有效干预能够进一步改善其进食障碍。

以往关于儿童青少年焦虑与其成瘾行为的研究中，以儿童青少年网络成瘾和手机成瘾居多。网络成瘾，又称病理性网络使用，其主要包括两层含义：一是个体无法控制自己的网络使用行为；二是个体的日常功能受损（Ha et al.，2006）。一般而言，网络成瘾的儿童青少年其社交焦虑、特质焦虑以及状态焦虑水平较高，这可能是因为高焦虑儿童青少年认为网络环境中的社交交往威胁性较小并且奖励较多，因此频繁使用网络（Cole et al.，2013）。手机成瘾是指对个体日常生活造成干扰的手机过度使用，并伴随戒断症状、失控性以及渴求性等临床特征（Lee et al.，2014）。儿童青少年焦虑，尤其是社交焦虑，是诱发手机成瘾的重要因素。焦虑水平高的儿童青少年害怕面对真实生活中的人和事，易将手机游戏或观看手机视频等作为暂时逃避现实的手段，将手机作为自己的快乐源泉，因此，这些儿童青少年会不断地使用手机，最终导致手机成瘾（王欢 等，2014；张晔 等，2016）。

虽然，目前鲜有研究系统探讨儿童青少年焦虑障碍与其躯体不适的关系。但是，DSM-5 中明确阐明了伴随各亚类焦虑障碍所产生的躯体不适症状。具体而言，当与主要依恋对象分离或预期分离时，分离焦虑障碍儿童青少年常出现头疼、腹部不适、恶心或者呕吐等躯体症状；特定焦虑障碍儿童青少年可能会出现晕厥、心跳短时加速或者血压上升等躯体症状；社交焦虑障碍儿童青少年通常会出现脸红、心悸、口吃以及出汗等躯体症状；惊恐障碍儿童青少年通常会出现心悸、心慌、心跳加速、出汗、发抖、气短、胸痛、恶心或者腹部不适等躯体症状；广泛性焦虑障碍儿童青少年通常会出现心跳加速、呼吸急促、眩晕、出汗、腹泻、恶心或者肌肉酸痛等躯体症状。

参考文献

Brumariual E，Obsutu I，Lyons-Ruth K. Quality of attachment relationships and peer relationship dysfunction among late adolescents with and without anxiety disorders[J]. Journal Anxiety Disorder，2013，27（1）：116-124.

Chen J，Wang Z，Guo B，et al. Negative affect mediates effects of psychological stress on disordered eating in young Chinese women[J]. Plos One，2012，7（10）：468-478.

Cole S H，Hooley J M. Clinical and personality correlates of MMO gaming：Anxiety and absorption in problematic internet use [J]. Social Science Computer Review, 2013,31(4):424-436.

Cole D A, Maxwell S E, Martin J M, et al. The development of multiple domains of child and adolescent self-concept: A cohort sequential longitudinal design[J]. Child Development, 2001,2(6):1723-1746.

Dill E J, Vernberg E M, Fonagy P, et al. Negative affect in victimized children: The roles of social withdrawal, peer rejection, and attitudes toward bullying[J]. Journal of Abnormal Child Psychology, 2004,32:159-173.

Goyal S, Balhara Y P, Khandelwal S K. Revisiting classification of eating disorders-toward diagnostic and statistical manual of mental disorders-5 and international statistical classification of diseases and related health problems-11 [J]. Indian Journal of Psychological Medicine, 2012,34 (3):290-296.

Ha J H, Yoo H J, Cho I H, et al. Psychiatric comorbidity assessed in Korean children and adolescents who screen positive for internet addiction[J]. Journal of Clinical Psychiatry, 2006,67(5):821-826.

Hamre B K, Pianta R C. Early teacher-child relationships and the trajectory of children's school outcomes through eighth grade[J]. Child Development,2001, 72(2):625.

Hamre B K, Pianta R C, Downer J T, et al. Teachers' perceptions of conflict with young students: Looking beyond problem behaviors[J]. Social development, 2008,17(1):22.

Lee H,Ahn H, Choi S, et al. The SAMS: Smartphone addiction management system and verification[J]. Journal of Medical Systems,2014,38(1):1-10.

Rosenthal S L, Roth T, Andreski P, et al. Sleep disturbance and psychiatric disorders: A longitudinal epidemiologic study of young adults [J]. Biological Psychiatry,1996,39(6):411-418.

Stafford M,Kuh D L, Gale C R, et al. Parent-child relationships and offspring's positive mental wellbeing from adolescence to early older age[J]. The Journal of Positive Psychology,2016,11(3):326-337.

Verduin T L, Kendall P C. Peer perceptions and liking of children with anxiety disorders[J]. Journal of Abnormal Child Psychology,2008, 36:459-469.

Weymouth B B, Buehler C, Zhou N, et al. A meta-analysis of parent-adolescent conflict: Disagreement, hostility, and youth maladjustment [J]. Journal of Family Theory & Review, 2016, 8(1): 95-112.

Zhang X, Sun J. The reciprocal relations between teachers' perception of children's behavior problems and teacher-child relationships in the first preschool year[J]. Journal of Genetic Psychology, 2011,172(2):176-198.

陈君.《大学新生学校适应自评量表》的编制及信度和效度检验[J].咸宁学院学报,2006(1):94-97.

陈旭,张大均,程刚,等.教师支持与心理素质对中学生学业成绩的影响[J].心理发展与教育,2018,34(6):707-714.

黄宁,辛涛,栗晓霞.儿童学校适应的分类及判定[J].心理发展与教育,2007(2):57-62.

李艳平. 中学生考试焦虑与心理健康、学业成绩的相关研究[D].上海:上海师范大学,2003.

李子华.留守初中生同伴关系对孤独感的影响:自我意识的调节作用[J].中国特殊教育,2019(2):45-49.

田倩倩. 初中生学业拖延与时间管理倾向和焦虑的关系及教育对策[D].开封:河南大学,2018.

蒋小丽. 单亲儿童自我概念与同伴关系:社交焦虑的中介效应及团体箱庭干预研究[D].漳州:闽南师范大学,2015.

王欢,黄海,吴和鸣.大学生人格特征与手机依赖的关系:社交焦虑的中介作用[J].中国临床心理学杂志,2014,22(3):447-450.

刘万伦.中小学学生学校适应性的发展特点调查[J].中国心理卫生杂志,2004

（2）：113-114.

吕勤,王莉,陈会昌,等.父母教养态度与儿童在2~4岁期间的问题行为[J].心理学报,2003（1）：89-92.

宇露.状态焦虑对小学生拖延行为的影响研究[D].南昌：江西师范大学,2017.

张晔,刘勤学,隆舟,等.大学生特质焦虑与网络成瘾的关系：一个有调节的中介模型[J].心理发展与教育,2016,32（6）：745-752.

赵文清,宋立升.焦虑障碍患者的共病失眠问题[J].精神医学杂志,2016,29（5）：392-396.

郑希付.高中生元担忧与考试焦虑[J].心理科学,2004（2）：367-370.

第二篇　儿童青少年焦虑的发生基础

第四章　儿童青少年焦虑的生理基础

近年来，随着生理心理学的不断发展，焦虑的发生发展研究也逐渐地拓展到生理层面，研究者开始探讨产生焦虑的生理基础。目前，关于儿童青少年焦虑的生理机制研究已取得大量成果。接下来，本章将从儿童青少年焦虑产生的遗传基础、生物学基础以及神经解剖学基础三个层面进行介绍。

儿童青少年焦虑的遗传基础

大量既往研究均证实，焦虑具有代际传递性。其中，遗传因素在焦虑的代际传递中起到关键性作用。父母焦虑的儿童青少年患上焦虑障碍的概率是一般儿童青少年的 7 倍。有研究者认为虽然儿童青少年焦虑的发生是遗传与环境因素共同作用的结果，但是环境因素只对具有焦虑易感性的儿童青少年起作用。有研究者对三对在不同环境下成长的单卵双生子进行研究后发现，这些个体在晚年时均出现焦虑问题。这一现象说明遗传因素在焦虑发生中具有重要作用（包祖晓 等，

2015）。另外，也有研究发现，广泛性焦虑障碍具有遗传性，其遗传方式符合常染色体隐性遗传或多基因遗传。而且，此焦虑障碍主要由遗传因素引起，与个体自身因素有一定的关联，但与一般性环境因素几乎无关。

具体地讲，在既往的分子遗传学研究中，主要考察了 5-羟色胺系统、去甲肾上腺素系统、多巴胺系统等相关候选基因与儿童青少年焦虑的关系（赵金霞 等，2016）。结果发现，与处于高应激状态的 5-HTTLPR 的 La 纯合型基因携带者相比，S 或 Lg 等位基因携带者更可能出现高水平的焦虑情绪。MAOA 基因启动子区的串联重复序列多态性与焦虑障碍有关，广泛性焦虑障碍和恐惧障碍者含有 3 个以上串联重复序列基因的概率显著高于正常者。COMT 低活性 Met158 等位基因携带者的社交恐惧障碍、恐惧障碍和强迫障碍水平更高，BDNF Met66等位基因携带者的强迫障碍水平较低（Enoch et al.，2008；Gadow et al.，2009；Gunthert et al.，2007；Samochowiec et al.，2004；Thompson et al.，2011）。

儿童青少年焦虑的生物学基础

γ-氨基丁酸（GABA）是脑内主要的抑制性神经递质，其通过 $GABA_A$、$GABA_B$ 和 $GABA_C$ 受体介导，在控制神经元兴奋性方面发挥着重要的作用。其中，$GABA_A$ 受体的激活不仅可以抑制焦虑状态过度兴奋的神经元，激活海马的 $GABA_A$ 受体，还可以抑制下丘脑-垂体-肾上腺轴的超敏。急慢性应激均可以导致 $GABA_A$ 受体功能快速下调，绝大多数焦虑症患者的 $GABA_A$ 受体功能不正常。

促肾上腺皮质激素释放因子（CRF）具有 41 个氨基酸残基，由下丘脑室旁核的小细胞性神经元产生和分泌。CRF 受体高表达于大脑皮质、嗅球、杏仁核和海马。在动物的蓝斑处注入微量的 CRF 可以使其产生焦虑反应。而且，在杏仁核内中央神经核注入微量的 CRF 拮抗药物可以减轻戒酒后的焦虑反应。

胆囊收缩素（CCK）是脑中最多的神经肽递质。在动物和人类的焦虑反应中起重要的中介作用。在分别使用 25 μg 和 50 μg 的胆囊收缩素 4（CCK4）时，有惊恐发作史个体的惊恐发作率相应为 91% 和 100%，而正常个体的惊恐发作率相应为 17% 和 47%。目前，CCK 被分离出 CCK_A 和 CCK_B 两种受体亚型，其中 CCK_B 受体在焦虑调控中具有重要作用。

神经肽 Y（NPY）是由 36 个氨基酸残基组成的多肽，分布于中枢神经系统及周围神经系统中。有研究发现，神经肽 Y 是一种强有力的内源性抗焦虑物质。在小白鼠脑内注射 NPY 后，其焦虑反应明显降低。

快激肽被认为与应激、心境/焦虑缓解和情绪调节有关。快激肽主要由 P 物质、神经肽 A、神经肽 B 和受体（NK_1、NK_2、NK_3）组成。其广泛分布于与控制焦虑和恐惧相关的脑区内，如杏仁核、下丘脑及导水管周围灰质等。有研究发现，NK_1 和 NK_2 均具有抗焦虑作用，而且 NK_2 的抗焦虑作用较强。

内源性阿片肽系统是体内天然生成的具有阿片样作用的肽类物质的总称，主要包括 β-内啡肽、脑啡肽、强啡肽、孤啡肽和内吗啡肽。其对调节焦虑有一定的效果。有研究发现，在应激状态时，这些肽类物质在下丘脑、纹状体、垂体以及中脑顶盖区的浓度发生变化，它们通过微量调控其他神经肽的分泌来处理应激反应。

下丘脑-垂体-肾上腺素轴（简称 HPA 轴）是个体应对压力的主要生理通路。当个体面临压力或危险情境时，下丘脑-垂体-肾上腺素轴被激活，进而引发促肾上腺皮质激素（ACTH）和皮质醇（CS）的释放，这是正常的应激反应。个体的下丘脑-垂体-肾上腺素轴长期处于激活状态会增加其频繁调动机体资源的负担，并引发焦虑等心理健康问题。促肾上腺皮质激素和皮质醇水平可反映下丘脑-垂体-肾上腺素轴的功能状态。一般认为，在应激状态时下丘脑释放皮质醇释放因子（CRF）刺激垂体前叶分泌促肾上腺皮质激素，促肾上腺皮质激素刺激肾上腺皮质释放皮质醇。皮质醇对皮质醇释放因子和促肾上腺皮质激素具有负反馈作用。广泛性焦虑障碍患者基础血浆促肾上腺皮质激素水平较健康人水平高，皮质醇水平正常。在治疗后，促肾上腺皮质激素水平下降，皮质醇水平上升，下丘脑-垂体-肾上腺素轴功能趋于正常（包祖晓 等，2015）。

儿童青少年焦虑的神经解剖学基础

在焦虑障碍神经解剖学方面的研究中，多数动物实验均表明脑干以及边缘系统等大脑不同部位与焦虑有关。网状激活系统的活动失常可能会引发焦虑。对动物的蓝斑进行电刺激可引发中枢对去甲肾上腺素更新加速以及恐惧和焦虑反应。而且电刺激蓝斑及诱发蓝斑发放的药物可导致动物出现焦虑反应，电刺激减少蓝斑发放的药物则可抑制焦虑反应。边缘结构的激惹性病变可引发恐惧反应，其破坏性病变可降低焦虑水平。杏仁核是边缘系统中较为重要的神经核团。刺激清醒动物的杏仁核群可引发恐惧和退缩等反应。刺激杏仁核群的不同部位其反应不同。例如，刺激杏仁核群的外侧，动物出现逃避反应，刺激内侧和尾侧，出现防御和攻击反应。随着刺激的持续，这些反应逐渐增强，停止刺激则逐渐减弱直至消失（包祖晓 等，2015）。

参考文献

Duncko R，Makatsori A，Fickova E，et al. Altered coordination of the neuroendocrine response during psychosocial stress in subjects with high trait anxiety [J]. Progress in Neuro-Psychopharmacology and Biological Psychiatry, 2006,30(6): 1058-1066.

Enoch M A, White K V, Waheed J, et al. Neurophysiological and genetic distinctions between pure and comorbid anxiety disorders [J]. Depression and anxiety, 2008, 25(5):383-392.

Gadow K D, Roohi, J, Devincent C J, et al. Association of COMT (Val158Met) and BDNF (Val66Met) gene polymorphisms with anxiety, ADHD and Tics in children with autism spectrum disorder[J]. Journal of Autism & Developmental Disorders, 2009,39(11): 1542-1551.

Gunthert K, Conner T S. , Armeli S, et al. Serotonin transporter gene polymorphism (5-HTTLPR) and anxiety reactivity in daily life: A daily process approach to gene-environment interaction[J]. Psychosomatic Medicine,2007,69(8):762-768.

Samochowiec J, Hajduk A, Samochowiec A, et al. Association studies of MAO-A, COMT, and 5-HTT genes polymorphisms in patients with anxiety disorders of the phobic spectrum[J]. Psychiatry Research, 2004,128(1):21-26.

Thompson R J, Parker K J, Hallmayer J F, et al. Oxytocin receptor gene polymorphism (rs2254298) interacts with familial risk for psychopathology to predict symptoms of depression and anxiety in adolescent girls [J]. Psychoneuroendocrinology, 2011,36(1): 144-147.

包祖晓. 焦虑症诊治心悟[M]. 北京：人民军医出版社,2015.

赵金霞,李振. 儿童焦虑的发展及干预研究进展[J]. 中国特殊教育,2016(11): 38-43.

第五章 家庭与儿童
青少年焦虑

家庭是每个人的第一所学校，是儿童青少年成长的重要场所，对其心理健康发展的作用毋庸置疑。父母是儿童青少年心理健康发展的基石，父母与儿童青少年心理健康问题的发生、发展关系密切。家庭环境、家庭结构等是影响儿童青少年焦虑等心理健康问题的关键因素。接下来，本章将对父母焦虑、教养压力、父母教养、父母冲突、隔代教养、亲子关系、父母离异以及家庭社会经济地位与儿童青少年焦虑的关系进行详细介绍。

父母焦虑与儿童青少年焦虑

父母焦虑是其自身所产生的一种负性情绪状态，体现了他们对未来的忧虑和恐惧。焦虑对父母自身及其他家庭成员而言不仅是一种负担，也是一种威胁。父母焦虑主要来源于做饭、打扫房间、其他无穷尽的家务劳动、工作压力、养育子女以及成为完美父母的愿望，等等。父母焦虑的儿童青少年患焦虑的可能性更大，其原因有三：其一，儿童青少年的许多行为由模仿而来，他们可能会模仿焦虑父母的行为模式及行为习惯。其二，焦虑的父母通常会将某些负面信息传递给子女。例如，外界环境并不安全；最近可能要有坏事发生；除父母外，其他人都不可信赖，等等。其三，因自身对外界环境的恐惧和担忧，一些自身带有焦虑情绪的父母会采用过度保护或者控制的方式养育子女，为了保证子女安全，还可能会设置一些不合理的限制，或发出一些非理性的禁令。例如，不准子女参加夜营，不准子女与他人交往，不准参加带有任何冒险行为的活动以及不准发展正常的兴趣爱好等。

为帮助儿童青少年缓解焦虑情绪，焦虑父母应该首先解决自身的焦虑问题。学会放松自己，学会用积极的思维方式思考问题，学会调整自身情绪等。这些方法不仅有益于缓解自身焦虑情绪，对其子女焦虑的缓解也有好处。具体而言，在应对自身的焦虑问题时，父母必须要有耐心，温和地与自己交谈，要像对待处于困境中的朋友一样，采用友善积极的方式对待自己的焦虑。父母应该保证充足的睡眠，让自己得到充分的休息，注意营养，保持良好的社会交往，积极参加娱乐、休闲活动，以缓解自身的压力感。父母可以阅读与焦虑有关的书籍，了解相应知识，寻找适合缓解自身焦虑的措施和方法。在必要时，还可以参加心理治疗活动，寻求心理治疗专家的帮助，从专业的角度控制焦虑（Fucksman，2005；Chansky，2014）。

父母教养压力与儿童青少年焦虑

父母教养压力是指父母在履行父母责任及亲子互动过程中产生的焦虑和紧张等压力感，主要来自育儿压力、亲子互动失调和困难儿童三个方面（Abidin，1995）。育儿压力是指父母在教养子女的过程中感受到的相关压力；亲子互动失调是指父母感知到子女不能达到他们的期望，以及感知到在亲子互动过程中不能强化他们的角色；困难儿童是指父母教养子女过程中感知到其子女难于教养的基本行为特点。已有研究发现，父母教养压力与儿童青少年焦虑等心理健康问题关系密切。父母教养压力与儿童青少年的焦虑和社会退缩等问题行为显著相关，而且父母教养压力能够显著预测儿童青少年的这些行为（Kwon，2007）。对教养压力较大的父母而言，他们无法有效地调节和控制自身情绪，与子女间缺乏有效的情感沟通和交流，常常采用消极方式与子女互动，进而导致其子女产生焦虑等心理健康问题（Chan，1994）。此外，需要指出的是，父母教养压力除直接导致儿童青少年焦虑等心理健康问题外，还可能会通过其教养行为间接地导致与儿童青少年焦虑等相关的问题（Fite et al.，2008）。

鉴于此，改善及降低父母教养压力成为缓解儿童青少年焦虑的重要步骤。缓解父母的育儿压力需要社会及家庭等各方面的支持与努力。在社会层面上，应该在保证家庭养育和教养儿童青少年的前提下，适度配置机构与社会教育资源，给予家庭积极的社会支持。可以在社区增加家庭教育指导服务点或者服务站，设置家长教养技能学习与交流中心，为他们提供优质的压力缓解培训和指导。提高教养压力缓解指导人员的准入门槛，选拔有专业背景的高学历、多实践经验人才负责教养压力缓解指导工作，加强现有社区或者其他机构教养压力缓解指导人员的专业性培养。另外，在进一步扩大教养压力缓解指导覆盖面的同时，应该注重对不同家庭的服务适切性，特别是对父母受教育水平低、收入水平低或者外地户籍等家庭社会经济地位处境不利家庭的适度倾斜。做到在最需要帮助的地方设立家庭教育指导中心，在最欠发达地区提供教育、健康和家庭支持服务，使那些处境最不利的家庭和儿童青少年得到支持。在家庭层面上，父母应该正确认识教养压力，了解其对自身以及儿童青少年的消极影响，并且采取有效的方法积极改善。具体而言，父母可以寻求专业人员的指导和帮助，缓解自身的教养压力。另外，父母之间应该相互理解，相互配合，一起探索积极有效的解决方法。需要指出的是，对于家庭社会经济地位较低的父母而言，他们应该努力平衡生活压力与家庭教育之间的关系，为儿童青少年提供温暖、积极的家庭环境。

父母教养方式与儿童青少年焦虑

父母教养方式是指父母在养育和管教子女的过程中所表现出来的相对稳定的观念和行为（Darling et al.，1993）。父母教养方式是导致儿童青少年焦虑的直接家庭环境因素之一。消极的父母教养方式是儿童青少年焦虑发生发展的促进因素。相反，积极的父母教养方式能够有效缓解儿童青少年焦虑。采用过度控制或者保护教养方式的父母，试图限制子女的自主权和独立性，刻板、苛刻且控制是其与子女互动的主要方式。长期经受父母过度控制教养方式的子女，可能逐渐形成完美主义和强迫性的人格特征，习惯于按照父母的方式行事，不会主动思考，缺乏果断性。因而，这些儿童青少年在遇到问题或者陌生情境时可能会产生焦虑心理。经常遭受父母批评的儿童青少年，缺乏自信，遇事经常犹豫不决，害怕遭遇失败，也很难在学习和社会发展方面获得成功。而且，如果父母总是在学习方面批评子女，可能还会使他们产生厌学等焦虑情绪。在儿童青少年遇到困难时，有些父母常常会建议或者鼓励子女逃避。这可能会强化子女认为外界环境不可控，自身无法应对外界的困难和挑战的想法。当他们再次遇到困难和挑战时，就可能会产生焦虑等消极情绪。遭受虐待也是儿童青少年产生焦虑情绪的重要因素。父母养育子女时，尤其是在约束子女行为或者试图改变子女行为时，因缺乏教育和管理子女的必要技能，因而焦躁不安，甚至殴打虐待子女。在遭受过父母虐待的儿童青少年中，几乎每个人都患有不同程度的焦虑障碍，例如，惊恐障碍、强迫症、创伤后应激障碍以及广泛性焦虑障碍等。对于遭受父母虐待的儿童青少年而言，其对父母的情感、依恋以及相互间的亲密关系彻底破裂，并产生极度的焦虑感。如果虐待事件已被他人了解，但并未加以制止，那么儿童青少年的焦虑感可能会加重（Fucksman，2005；Chansky，2014）。

父母对儿童青少年进行的行为奖励是缓解其焦虑的有效手段之一。当儿童青少年战胜困难时要表扬他们，使用强化物或者实物奖励，刺激其对抗焦虑的兴趣和意愿。另外，需要指出的是，父母在奖励子女时，应该主要关注子女战胜焦虑的方法，而不是结果。主要奖励接受挑战的行为，即使是部分成功，也要给予适当的承认和肯定。权威型家庭教养方式是一种灵活、民主、温暖且接纳的教养方式，采用此种教养方式的父母会对子女提出合理要求，并且谨慎说明要求子女遵守的理由，尊重子女的意见和观点，并给予其一定的自主性。在权威型家庭教养方式中，成长的儿童青少年焦虑水平相对较低。此外，父母对儿童青少年焦虑行为的过度反应也会强化其焦虑再度产生。因此，无论是出于对子女的关心还是愤怒，都应该尽量减少对子女焦虑行为的过度反应（Fucksman，2005；Chansky，2014）。

为降低儿童青少年焦虑发生发展的可能性，父母在与他们互动时，应该减少控制和批评，给予其更多的自主权和温暖，逐渐培养他们的自尊和自信。具体而言，当子女付出努力并取得成功时，父母应该及时给予表扬。父母应该将教育子女的重点，放在对其良好行为的正性强化上，而不是放在对子女不适当行为的惩罚上。父母在批评或惩罚子女前，应该先肯定他们好的行为。父母要及时告诉子女，不管他们是否能够成功，他们对父母都是最重要的，而且父母对他们的爱将始终如一。在子女遇到困难时，父母应该鼓励他们想办法解决困难，必要时可以为他们提供帮助和指导（Fucksman，2005；Chansky，2014）。

父母冲突与儿童青少年焦虑

父母关系是家庭中的第一关系。父亲与母亲之间相处愉快，家庭气氛就会和谐、轻松，儿童青少年也能够健康、快乐地成长。但是，如果父母常常处于紧张、冲突的关系中，那么儿童青少年的心理健康必将受到影响。目前，关于父母关系对儿童青少年心理健康的影响，大量研究主要从父母冲突着手。父母冲突又称婚姻冲突，主要指夫妻之间因意见不一致等原因产生的言语或身体的攻击与争执，其主要由冲突的发生频率、强度、内容、风格（公开或隐蔽的冲突）以及冲突是否得到解决等特征来界定（冯俊 等，2012）。

在任何一个家庭中，父母冲突不可避免，但父母冲突产生的频率、敌对程度和解决情况却不尽相同，因而对儿童青少年的影响也存在差异。有研究者将父母冲突分为破坏性冲突和建设性冲突。其中，建设性冲突是指没有敌意或攻击性，冲突内容与子女无直接关联并且已得到有效的解决；破坏性冲突是指带有敌意或攻击性，冲突内容与子女相关并且未得到恰当的解决。父母间产生的建设性冲突必要而且非常正常，儿童青少年通过观察父母解决冲突的方式习得有效的冲突应对策略和技巧，进而将之用于解决自己生活中的冲突。然而，有研究发现，破坏性冲突将对儿童青少年产生不利的影响，高水平的父母冲突将直接或间接地导致儿童青少年产生焦虑等心理健康问题。根据溢出理论，父母冲突会影响其教养行为，导致他们更可能采用严厉管教或者敌对的方式与儿童青少年互动，进而增加儿童青少年出现焦虑等心理问题的可能性。此外，有研究者指出，父母间敌对或攻击性的冲突、未得到解决的冲突以及与儿童青少年相关的冲突均和儿童青少年的心理健康问题紧密相关，这些冲突会增加儿童青少年的敏感性，引起他们持续的情绪或行为失调，产生对自己的消极认知，导致紧张、焦虑等心理健康问题（赵春梅，2010）。

鉴于此，父母应该尽量避免发生冲突，尤其要避免在儿童青少年面前批评、挖苦对方，甚至发生肢体攻击，父母间的这些冲突对儿童青少年的消极影响远远超出父母的想象。父母应该尽量营造民主的家庭气氛，尽量用子女能够理解的语言向他们解释冲突的原因，帮助子女树立解决问题的积极态度。此外，父母还应该引导子女看到事情的两面性，尤其是积极的一面，使他们用理解和宽容的态度对待父母的冲突。对儿童青少年而言，真正能够让他们健康成长的是父母的关爱和陪伴，所以，父母应该多与儿童青少年沟通交流，给予他们温暖的情感支持。此外，对于父母存在高冲突的儿童青少年，学校及社会应该给予适当的关爱，努力为这些儿童青少年创造良好的成长环境，也需要给予这些父母适当的教育和改善的机会。例如，学校或者社区可以设立专业的家长课堂帮助这些儿童青少年的父母成长（申继亮 等，2015）。

隔代教养与儿童青少年焦虑

由于工作和生活等各方面的压力不断增大，越来越多的年轻父母无法亲自照顾子女，通常会将子女托付给祖父母或外祖父母照顾。近年来，隔代教养现象普遍存在。隔代教养一般发生在祖孙三代组成的家庭中，是由祖父母或者外祖父母看护和养育孙子女，是祖辈对孙辈的发展适应产生影响的过程（孔屏，2010）。在父母无法亲自照顾子女时，祖父母是替代他们照料子女的最可靠人选，他们对孙子女充满感情，并且其教养方式与孙子女的父母最接近（Hayslip et al.，2009）。而且在隔代教养中，祖父母和孙子女能够建立亲密且和谐的关系。

然而也不得不承认，隔代教养对儿童青少年心理健康发展的消极影响。祖父母往往并不了解也不重视心理教育，通常根据过去的教育经验养育孙子女。他们注重养，忽视教，重视物质投入，重点关注孙子女的身体健康，常常忽视其情感和心理需求，忽略其心理健康。这不利于儿童青少年的心理健康发展，可能会导致儿童青少年产生焦虑、抑郁等心理健康问题。另外，溺爱是祖父母照顾孙子女时的常用养育方式。在祖父母看来，孙子女年龄小，理应受到家人无微不至的照顾和关心。然而，他们对孙子女的这种溺爱和保护无疑会导致其养成主动性差、不独立思考等不良习惯。当这些儿童青少年在离开祖父母独立解决问题时，就可能会产生焦虑问题（刘丹丹，2017）。

如上所述，隔代教养对儿童青少年心理发展适应既有积极作用，也有消极影响。那么我们应该让隔代教养在家庭教育中扬长避短，减少负面效应，多发挥积极作用。首先，年轻父母不能排斥隔代教养，不能因为祖父母的教育观念和方法守旧、肤浅就全盘否定和拒绝。作为三代人的中心，年轻父母应该妥善协调三代人的关系，积极营造和谐氛围，在教育理念和教育方法上形成互补，集思广益，以达到最佳效果。其次，年轻父母和祖父母应该及时沟通交流，多探讨家庭教育问题，达成一致的教育方法。最后，祖父母除关注孙子女的身体健康和物质需求外，还应该及时关注他们的心理健康和精神需求，多着眼于他们的未来发展和社会适应（曾卓，2009）。

亲子关系与儿童青少年焦虑

亲子关系是指父母与子女间的互动关系，它是个体一生中出现最早、持续时间最长的一种人际关系，其主要包括亲子沟通、亲子依恋等方面（边玉芳 等，2016）。亲子关系在儿童青少年心理健康发展方面扮演着重要的角色。和谐亲密的亲子关系能够有效地缓解儿童青少年焦虑的发生发展，不良的亲子关系能够增加儿童青少年焦虑发生发展的可能性。亲子沟通是指父母与子女通过言语或非言语的方式交流信息、观点或情感，以增强情感联系或解决问题的过程（Munz，2016）。亲子沟通是影响儿童青少年焦虑等心理健康问题发生发展的关键因素。其中，亲子间的沟通频率、沟通话题、沟通主动性等会对儿童青少年的焦虑产生影响。亲子间缺乏沟通以及缺少父母的情感支持都会导致儿童青少年焦虑等心理健康问题的产生（黄芳，2018）。此外，亲子依恋包括安全型依恋和不安全型依恋，这也是与儿童青少年焦虑有关的关键因素（Brumariu et al.，2010）。以往对亲子依恋与儿童青少年焦虑障碍关系的横向和纵向研究均发现，安全型依恋的儿童青少年焦虑水平较低，不安全依恋的儿童青少年患焦虑障碍的风险更高（Brumariu et al.，2013）。

　　儿童青少年焦虑的预防与干预是一个漫长且复杂的过程。父母应该时刻关注儿童青少年的情绪变化，注重与儿童青少年良好亲子关系的建立，充分认识到亲子沟通的重要性。父母要主动走近子女，在日常的家庭生活中，除了给予子女家庭的温暖以外，父母还要常常以一种温和、贴心、平等且真诚的方式与子女沟通，用心聆听子女的喜怒哀乐，与子女进行眼对眼、心对心的沟通与交流。父母要学会倾听，在子女说话时，父母要注意自己的肢体语言和神态，要让子女感受到父母对自己的尊重和爱护，要给予子女充分且自由表达自己内心想法的机会，父母要耐心地听子女把话说完后，再加以评论，帮助子女树立正确的价值观。父母应该给予子女更多的理解和尊重，要多一些包容，少一些苛责，多一些商量，少一些控制，多一些支持，少一些漠视，才可能促进亲子关系的良性发展（孙云晓 等，2019）。

父母离异与儿童青少年焦虑

父母离异对儿童青少年发展的影响是长期且持续的。几乎所有离异家庭的子女均会产生焦虑感、抑郁感以及无助感。学龄前儿童受父母离异的影响最大，由此产生的焦虑感最强，恐惧心理最多，心灵创伤也最大。许多学龄前儿童因害怕父母离异后抛弃自己常常难以入睡，喜欢一个人独处，不愿意与他人待在一起，痛苦情绪也最多。对于父母离异家庭的青少年来说，青春期是焦虑产生的危险时期。这些青少年抱怨家庭不完整，缺少父母保护和教育指导，常常产生被父母完全抛弃的感觉。在父母离异后，他们产生焦虑以及愤怒等消极情绪，或者攻击、药物滥用等行为问题。甚至在成年后，这些青少年由于担心被异性抛弃，常产生极度的焦虑情绪。他们害怕对异性做出婚姻承诺或者与异性产生亲密行为，甚至在建立家庭后，他们害怕生育子女（Fucksman，2005；Chansky，2014）。

父母离异对儿童青少年的影响无法避免，但父母可以采取积极的补救措施将这一影响降到最低。在分居或即将离异阶段，父母双方应该共同把即将发生的事情告诉子女，与子女进行客观且充满感情的交流与沟通，以降低子女的焦虑情绪，使其逐渐接受现实。关于离异后子女的抚养问题，除了父母之间要协商好以外，父母也应该适当听取子女的意见。对于那些离异后不能友好相处的父母，他们无法彼此尊重，无法维持相互间的友谊，更不可能制订共同抚养子女的计划。但是只要他们能够为了子女的未来，相互配合，平静地沟通子女养育问题，这对子女而言就极为有益（Fucksman，2005；Chansky，2014）。

家庭社会经济地位与儿童青少年焦虑

　　家庭社会经济地位是指根据个人或群体所拥有的社会资源而被界定的社会位置（Bradley et al.，2002）。家庭社会经济地位与儿童青少年焦虑等心理健康问题关系密切，其与儿童青少年焦虑呈反向相关关系。根据家庭投资理论（Conger et al.，2007），在高家庭社会经济地位家庭中成长的儿童青少年拥有较多的发展资本，其中既包括金钱等物质资本，也包括高水平的父母支持等精神资本。这不仅能够为儿童青少年发展提供优越的物质条件，也为其提供积极的情感支持。最终有利于儿童青少年身心积极发展，降低焦虑等心理健康问题出现的可能性。此外，有研究者指出，家庭社会经济地位除直接影响儿童青少年发展外，主要还是通过父母教养方式、教养压力以及亲子关系等间接作用于儿童青少年发展（边玉芳 等，2016）。例如，对家庭社会经济地位低的父母而言，他们面临着较大的生活压力，更倾向于采用专制型的教养方式，对子女表现出更多消极的看法，常常忽视子女（Baumrind，1994），或者惩罚甚至虐待子女，较少与子女沟通，亲子关系较差（Shek，2005），其子女的焦虑水平也就更高。

参考文献

Abidin R R. The determinants of parenting behavior[J]. Journal of Clinical Child Psychology,1992,21:407-412.

Baumrind D. The social context of child maltreatment[J]. Family Relations, 360-368.

Brumariu L E, Kerns K A. Mother-child attachment patterns and different types of anxiety symptoms: Is there specificity of relations [J]. Child Psychiatry & Human Development, 2010,41(6): 663-674.

Brumariua L E, Obsuth I, Lyons-Ruth K. Quality of attachment relationships and peer relationship dysfunction among late adolescents with and without anxiety disorders[J]. Journal of Anxiety Disorder,2013, 27(1): 116-124.

Chan Y C. Parenting stress and social support of mothers who physically abuse their children in Hong Kong[J]. Child Abuse Neglect, 1994,18(9): 261-269.

Conger R D, Donnellan M B. An interationist perspective on the socioeconomic context of human development [J]. Annual Review of Psychology, 2007, 58: 175-199.

Darling N, Steinberg L. Parenting styles context: An integrative model [J]. Psychological Bulletin, 1993,113(3): 487-496.

Drew L W, Silverstein M. Grandparents' well-being after loss of contact with their grandchildren[J]. Journal of Family Psychology,2007, 21(3): 372-379.

Fite P J, Stoppelbein L, Greening L. Parenting stress as a predictor of age upon admission to child psychiatric inpatient facility[J]. Child Psychiatry & Human Development, 2008, 39: 171-183.

Hayslip B, Henderson C E, Shore R J. The structure of grandparental role meaning [J]. Journal of Adult Development, 2009,10(1): 1-11.

Kwon J Y. The relationship between parenting stress, parental intelligence and child behavior problems in a study of Korean preschool mothers [J]. Early Child Development & Care, 2007,177(5): 449-460.

Munz E A. The International encyclopedia of interpersonal communication[M]//C R Berger, M E Roloff, S R Wilson, et al. Chichester: Wiley-Blackwell. 2016:1-5.

Shek D T. Paternal and maternal influences on the psychological well-being, substance abuse, and delinquency of Chinese adolescents experiencing economic disadvantage[J]. Journal of Clinical Psychology,2005, 61(3): 219-234.

边玉芳,梁丽婵,张颖.充分重视家庭对儿童心理发展的重要作用[J].北京师范
　　大学学报:社会科学版,2016(5):46-54.

黄芳.农村留守初中生同伴欺负与焦虑、抑郁情绪的关系:亲子沟通质量的中介
　　作用[D].长沙:湖南师范大学,2018.

琼斯基.让孩子远离焦虑:帮助孩子摆脱不安、害怕与焦虑的心理课[M].吴宛
　　蒙,译.杭州:浙江人民出版社,2014.

福克斯曼.忧虑的孩子:儿童焦虑症的确认与心理康复[M].张胜康,译.成都:
　　四川科学技术出版社,2015.

刘丹丹.隔代教养对儿童心理发展的影响[J].山西财经大学学报,2017,39
　　(S2):80-82+85.

孔屏.祖父母教养与孙子女情绪适应的关系[D].济南:山东师范大学,2010.

孙云晓,宿金金.改善亲子关系从读懂孩子开始——基于《中美日韩网络时代亲
　　子关系的对比研究报告》[J].中国德育,2019(3):42-46.

赵春梅.窗边的孩子:青少年电子游戏成瘾的家庭因素研究[M].杭州:浙江
　　大学出版社,2010.

冯俊,崔茹.父母冲突对儿童心理发展的影响研究[J].成功(教育),2012(18):
　　103.

申继亮,刘霞.离异家庭儿童心理研究[M].北京:北京师范大学出版社,2015.

曾卓.家庭教育的钥匙[M].重庆:重庆大学出版社,2009.

第六章 学校与儿童青少年焦虑

    学校是儿童青少年学习活动的主要场所，是除家庭外，对儿童青少年发展影响最大的环境。学校不仅教授儿童青少年知识，帮助他们为将来的工作和经济独立做好准备，还将影响他们的情绪发展和社会适应。积极和谐的学校氛围有助于儿童青少年的积极发展。反之，则可能导致其产生焦虑等情绪问题以及社会适应不良。接下来，本章将主要介绍学校氛围、学校中的"社会压力"、教学模式以及家庭作业等学校因素与儿童青少年焦虑的关系。

学校氛围与儿童青少年焦虑

    学校氛围不仅关系到儿童青少年的学业成绩，也关系到其心理健康发展。学校氛围是一个综合反映学校环境的变量，包括学校的物理环境、学习氛围、人际氛围和安全氛围。其中，物理环境是指学校设施、基础建设以及教育资源等。学习氛围是指学校提高教学的方式，包括教学、领导以及专业发展。人际氛围是指学校成员间的互动质量。安全氛围是指由学校提供并形成的客观和情绪上的安全。

具体而言，积极的学习氛围，如有效的领导和管理，合理的学业标准以及教学目标，有利于提高儿童青少年的学业成绩，进而降低其焦虑等心理问题产生的风险。从学校层面来讲，学校设置合理的学业标准，并且通过恰当的方式引导鼓励儿童青少年，激发他们的潜能，将有助于提高儿童青少年的学业成绩，缓解焦虑情绪。从教师层面来讲，教师确定合理的教学目标和掌握目标后，展现出对儿童青少年的信任，积极鼓励和支持他们，也将有利于其学业发展以及情绪适应（聂倩 等，2018）。

学校中的人际氛围主要包括同伴关系和师生关系氛围。上学后，绝大多数儿童青少年是在同伴的陪伴下度过大部分的学习和娱乐时间。与同父母、教师的交往相比，同伴之间的交往很重要。父母和教师比儿童青少年拥有更多的权力，儿童青少年不得不遵从他们的权威，居于从属地位，因而他们之间的互动并不对等。与此不同，儿童青少年与其同伴间有同等的地位和权力，能够平等地交往，实现社会能力的发展。拥有良好同伴关系的儿童青少年，在日常学习和生活中，能够得到来自同伴的情感支持、关心和鼓励，因而其出现焦虑等心理健康问题的可能性较低。相反，儿童青少年的消极同伴关系是其后期适应不良的危险因素之一，同伴拒绝或者忽视会增加儿童青少年出现学习困难、学习成绩差、不喜欢学校、厌学，甚至焦虑和抑郁等心理问题的可能性（聂倩 等，2018；王姝琼，2008）。尤其需要指出的是，校园欺凌现象普遍存在。一些儿童青少年因身材、外貌和性格等原因可能会成为被欺凌的对象，这不仅会对其造成严重的心理创伤，还会导致焦虑、抑郁等一系列情绪问题。师生关系被认为是影响儿童青少年心理健康的重要因素之一。良好的师生关系有助于缓解儿童青少年焦虑等消极情绪，而不良的师生关系则可能会加速其焦虑等消极情绪的发展。当儿童青少年感知到来自教师的喜爱、安慰、鼓励和表扬时，可能会增加其自尊心和自信心，降低焦虑水平。另外，对于得到教师较多学习和交往等方面指导和帮助的儿童青少年而言，其恐惧、焦虑等情绪能够得到明显缓解。然而，当儿童青少年常常感知到来自教师的批评、指责、讽刺和憎恶时，就会使其缺乏安全感，常常处于对教师的批评或否定的紧张和担忧状态，进而产生高水平的焦虑。另外，教师较少参与儿童青少年的学习和生活时，这些儿童青少年可能会认为教师忽视或者疏远自己，从而使其焦虑水平增加（聂倩等，2018；王姝琼，2008）。

考虑到学校氛围与儿童青少年焦虑间的显著关系，有必要不断地改善和提高学校氛围，以期缓解儿童青少年的焦虑，促进其积极发展。首先，创造良好的学校环境。主要包括干净整洁的校园、美丽大方的建筑以及完备的教学设施等。其次，创造良好的学习氛围，主要包括：要有明确的教学目标，开设具有挑战性且适应儿童青少年发展的课程，严格且合理的规章制度和纪律等。最后，重点建立良好的师生关系。教师在日常学习以及生活中应该主动关心学生，支持接纳每一位学生，及时关注学生的日常行为，加强与学生的互动交流。

学校中的"社会"压力与儿童青少年焦虑

来自学校中的"社会"压力是儿童青少年必须面对的一种无形危害。这些"社会压力"主要是指学校中实际存在的社会差异，其中包括因学生人格类型不同以及家庭经济地位不同等所形成的社会差异。

在社会经济地位差异较大的学校中，学生所处的社会地位可能会导致其焦虑。学生可能会根据家庭社会经济地位的差异结成小团体。一般而言，高家庭社会经济地位的学生通常相互接纳，形成"小团体"。然而，这些"小团体"可能会排斥、拒绝低家庭社会经济地位的学生。这对于低家庭社会经济地位的学生而言，无疑是一种伤害。

对于那些外向、开朗的学生而言，学校为他们的发展提供了相应的场所与机会，在学校里，他们认识新伙伴、结交新朋友。然而，对于那些生性害羞、缺乏安全感、行为拘谨或者情感成熟较晚的学生而言，他们可能会因不愿与父母分离而焦虑，会因害怕与人交往而焦虑，会因担心得到同伴的负面评价而焦虑。

教学模式与儿童青少年焦虑

虽然我国教学改革初见成效，但是一言堂、满堂灌、照本宣科、大班教学、快节奏教学以及定时成绩测验等传统教学模式仍然普遍存在（丁松爽 等，2019）。在这种课堂中，缺乏师生间的良性互动，学生被视为纯粹的客体存在，他们的听课兴趣大打折扣，主动学习和思考的意识与能力逐渐降低，而且他们的学习兴趣开始下降，变得不求甚解，甚至厌恶学习。因此，儿童青少年在学校中产生焦虑情绪的危险增加。

儿童青少年间存在个体差异，每个人都有其优势也有其不足。然而，常规的教学模式很难处理这一问题，这就可能成为儿童青少年焦虑的来源。例如，有些儿童青少年善于背诵和理解知识，却因缺乏相应的考试技能在考试中产生焦虑心理，不能很好地将所掌握的知识在考试中表现出来。有些儿童青少年概念掌握能力较强，但是当他们面对多项选择题时，会出现考虑过多的现象。另外，对有特殊学习障碍（如阅读障碍、书写障碍、知觉障碍以及语言表达障碍等）的儿童青少年而言，这些障碍无疑会扰乱他们正常的学习生活，也可能会增加他人的注意和嘲讽，这都将成为这些儿童青少年焦虑的风险因素

（Fucksman，2005）。

为了减轻或者避免学校教学模式对儿童青少年焦虑的影响，我们需要不断改革和完善传统的、不良的教学模式。首先，建立平等、和谐的师生关系是前提。传统的"师道尊严"架子和"老夫子"形象已无法满足新时代的教学需求，建立平等、和谐的师生关系，彼此尊重，多与儿童青少年沟通交流，多鼓励和引导他们，将有助于减少其焦虑等心理问题产生的可能性。其次，激活课堂氛围，调动儿童青少年积极性是关键。在教学过程中，适时、适当地改变"一言堂"的教学模式，教师扮演引导者和聆听者的角色，让儿童青少年参与到课堂讲解与讨论中来，调动他们的独立思辨能力，充分发挥他们的积极性、主动性和创造性。最后，培养创新意识和实践能力是重点。在传统课堂教学模式的影响下，儿童青少年主要遵循教师的思路理解和思考问题，缺乏独立思考问题的意识和能力，其创造性更难以发挥。因此，在教学过程中，应该鼓励儿童青少年独立思考，积极分享自己的想法，多开展实践教学课程，提高他们的动脑、动手及实践能力（丁松爽 等，2019；李松林，2012）。

家庭作业与儿童青少年焦虑

家庭作业数量与儿童青少年焦虑的发生有关。教师为儿童青少年布置的家庭作业较多是目前普遍存在的现象。儿童青少年几乎每天都要花 3~4 小时完成家庭作业，这无疑会缩短他们在户外玩耍和活动的时间，也将减少与其他家庭成员交往的时间。对儿童青少年而言，适当的休闲放松以及与家人的互动交流对其心理健康发展至关重要。此外，家庭作业数量增加还会导致儿童青少年的学习压力空前加大，睡眠时间相应减少。有调查发现，大多数儿童青少年的睡眠时间比他们需要的时间大约少 2 小时，睡眠不足是导致其产生焦虑、紧张等消极情绪的主要原因。

在儿童青少年做作业时，父母通常会给予其一定的指导。在家庭作业数量增加的情况下，父母的压力也随之增加。在儿童青少年及其父母的家庭作业负担较大的状况下，一些学校虽然已经开始削减家庭作业数量，但是切实做到减轻儿童青少年负担、增加其放松休息的时间、为其创造良好的成长环境还需要不断地努力。

参考文献

丁松爽,李松伟,杨惠娟,等. 浅谈大学课堂教学改革[J]. 教育教学论坛, 2009,(17):100-101.

福克斯曼. 忧虑的孩子：儿童焦虑症的确认和心理康复[M]. 张胜康,译. 成都：四川科学技术出版社,2005.

李松林. 实行深度教学推动大学课堂教学改革[J]. 中国高等教育,2012(22)：36-38.

聂倩,张大均,罗心瑜,等. 学校氛围对学业成绩的影响及其理论[J]. 教育科学论坛,2018(14):11-15.

王姝琼. 儿童攻击亚类型、同伴地位与其适应不良的关系[D]. 济南：山东师范大学.

阳德华. 师生、同伴关系与初中生焦虑的探讨[J]. 中国心理卫生杂志,2001,15(2):78-80.

第七章　社会与儿童青少年焦虑

每个个体都是社会的一部分，儿童青少年也是如此。他们生活在社会环境中，必将受到社会环境的影响。良好的社会环境是儿童青少年身心健康发展的保障。然而，不良的社会环境则严重威胁他们的生命安全以及心理健康。接下来，本章将主要探讨自然灾害、药物滥用、大众媒体、社会心理健康服务以及文化对儿童青少年焦虑的影响。

自然灾害与儿童青少年焦虑

自然灾害是儿童青少年焦虑的来源之一。福克斯曼（2005）曾指出，在关于1992年"飓风安德鲁"对儿童青少年所造成影响的研究中发现，自然灾害将对儿童青少年的心理发展带来严重且持久的影响。受"飓风安德鲁"的影响，许多儿童青少年失去了赖以生存的家园以及家庭财物，这导致大量的儿童青少年患上了严重的创伤后应激障碍。而且在3个月后，超过半数患上创伤后应激障碍的儿童青少年的症状从中度转为重度，其中一些儿童青少年在患病三年半后仍未康复。这一研究结果提示我们，不能忽视自然灾害对儿童青少年的影响，这也是导致儿童青少年焦虑的重要因素。

自然灾害之所以能够引发儿童青少年焦虑等心理健康问题，可能的原因主要包括：自然灾害使儿童青少年感受到了前所未有的威胁；自然灾害严重损害了儿童青少年的正常生活；在自然灾害发生后，儿童青少年未能得到父母或者其他重要他人的支持和安慰等。

需要指出的是，为减缓自然灾害对儿童青少年的消极影响，父母以及社会各界应该采取有效措施帮助儿童青少年抵御自然灾害所带来的威胁。对于父母而言，他们应该与儿童青少年一起制订应对自然灾害的家庭计划，并且主动亲近儿童青少年，给予儿童青少年家庭的温暖和支持，使儿童青少年意识到父母会一直陪伴自己。对于社会而言，应该制订应对自然灾害的详细计划，使儿童青少年了解在自然灾难发生时，他们应该如何自救，如何快速与家人取得联系，如果联系不到家人应该向谁求助等常识。

药物滥用与儿童青少年焦虑

几乎任何可能成瘾的物质如毒品、酒精等，都有可能导致儿童青少年焦虑。尤其是在儿童青少年试图戒掉某种成瘾物质的过程中，其产生焦虑的可能性更大。事实上，有大约40%的毒品、酒精等物质依赖者在吸毒和酗酒的同时，本身就带有焦虑症状。而且许多患有焦虑障碍的儿童青少年为克服其焦虑心理，可能会使用毒品、酒精等物质。然而，一旦使用上瘾，那么就会在焦虑与成瘾间形成一种恶性循环。

为了避免儿童青少年滥用成瘾物质，产生焦虑等心理健康问题，父母有必要采取一些应对措施。例如，父母可以收集关于成瘾物质的信息，并与儿童青少年讨论交流。父母也可以向儿童青少年介绍一些缓解不良情绪的有效方法，转移他们的注意力。父母应及时了解儿童青少年滥用成瘾物质的情况，并及时采取挽救方法。另外，父母应该牢记，温暖的亲情是儿童青少年抵御不良诱惑的良药。父母要多与子女交流，多关心子女的生活，给予子女情感支持。

大众媒体与儿童青少年焦虑

电视是一种高度刺激人脑的媒介。由于电视图像的快速变化，观看电视会增加人脑的负担。过度观看电视甚至会阻碍儿童青少年可见性思维和创造性思维能力的正常发展，阻碍儿童学习阅读技能、发挥解决问题的技能的发展，以及降低感知他人思想和感受的能力。这就可能会降低儿童青少年的学习和工作效率，增加其焦虑感。

此外，电视媒体对儿童青少年的影响，与电视节目的内容有很大的关系，尤其与电视节目中的暴力信息有关。据不完全统计，儿童青少年每年观看的电视暴力镜头数以千计。考虑到儿童青少年的许多行为是由学习和模仿所得这一事实，那么电视暴力信息对儿童青少年所产生的严重后果将无法估计。更进一步地讲，观看电视暴力信息导致儿童青少年焦虑的原因可能是：观看暴力电视信息可能降低儿童青少年对疼痛的敏感性及对他人痛苦感觉的敏感性，也可能使儿童青少年对他们周围的环境产生更多的恐惧心理，还可能会激发儿童青少年冲动情绪并按照看到的电视暴力信息去实施暴力行为，而且长期观看暴力电视节目的儿童青少年更加脆弱，依赖性强，自我保护需求更强烈，认为现实社会中暴力行为发生的次数会更多，更容易产生焦虑和恐惧情绪。

　　以上所述电视节目的大多数问题也同样存在于电影节目当中。电影会给儿童青少年带来过多的心理刺激，其所展示的一些暴力画面也同样会导致儿童青少年焦虑等消极情绪产生。目前，许多电影动作片都充斥着暴力，这类影片会使儿童青少年的大脑神经产生恐惧反应。

　　同电视、电影一样，音乐也是一种广为儿童青少年喜爱的大众媒体。作为一种艺术表达形式，音乐可以提升儿童青少年的艺术品位，抚慰心灵创伤，给他们以娱乐享受。有研究表明，缓慢优雅的音乐使人安定、放松，节奏轻快的音乐使人精神焕发、消除疲劳（乔莉 等，2018）。音乐能够激发人体特殊的情感体验，可转移人们的注意力，优美的节奏与旋律可以使儿童青少年放松身心、消除紧张并且缓解焦虑（Burrai et al.，2014）。另外，音乐可以调节大脑皮质、边缘系统及脑干网状结构，尤其是可调节海马体、杏仁核、背侧中脑、纹状体等与焦虑、抑郁等密切相关的脑结构及神经递质，从而减轻或预防儿童青少年的焦虑、抑郁等（Archie et al.，2013）。

　　然而，需要指出的是，音乐对儿童青少年发展具有积极作用的同时，也可能会对其产生负面影响，导致其焦虑等心理健康问题的产生。一方面，儿童青少年所崇拜和追随的许多著名音乐人都存在吸毒、酗酒、性别歧视、性乱交以及暴力行为等一些自我毁灭性的行为；另一方面，儿童青少年迷恋的很多音乐中都充斥着孤独、愤怒、抑郁以及焦虑等信息，甚至一些音乐流派通过音乐宣传并颂扬这些负面情绪。这无疑会对儿童青少年造成消极影响。

　　同电视、电影和音乐一样，电子游戏也是对儿童青少年极具吸引力的一种现代娱乐方式。然而，值得注意的是，目前儿童青少年喜欢的电子游戏大多以暴力为主题，而且内容粗俗，与儿童青少年的年龄极不相称。电子游戏同其他大众媒体一样也将导致儿童青少年产生焦虑情绪。暴力电子游戏能够增加儿童青少年的攻击行为，进而导致其焦虑等使负性情绪增加。电子游戏中的暴力信息和画面可能会增加儿童青少年的兴奋性和敌意性，而且暴力游戏的暴力水平越高，儿童青少年心跳速度增大、血压升高的可能性就越大。另外，受到暴力和野蛮行为刺激的儿童青少年为了控制自身的攻击性冲动，也可能出现焦虑等心理健康问题。一方面，他们已经掌握了伤害他人，甚至是杀人的方法，而且似乎已经感受到了伤害或者杀人带给他们的兴奋感和满足感；另一方面，当这些儿童青少年的愤怒情绪被激起，但是他们没有学会应该如何控制自己的愤怒情绪时，这些儿童青少年可能会因自身的愤怒情绪、攻击性行为以及潜在的暴力冲动得不到发泄而患上焦虑障碍。

为抵制大众媒体对儿童青少年焦虑情绪的影响，父母必须及时采取有效措施。具体而言，对于电视节目，第一，父母可以在内容上对儿童青少年加以限制，避免他们观看内容不良或者与年龄不符的电视节目。父母还应该教会儿童青少年充分利用电视节目的积极影响，引导他们从电视节目中吸取有益的知识。第二，父母应该清楚儿童青少年每天观看电视节目的确切时间，适当地规定他们每天观看电视节目的时长。有研究发现，父母每天减少一至两小时儿童青少年观看电视节目的时间，更有利于他们的健康发展。父母可以鼓励儿童青少年参与郊游、游戏、体育运动、做家务等其他事情代替观看电视节目。第三，在与家人吃饭时，父母应该主动关闭电视，减少其对家庭互动的影响。第四，父母可以与儿童青少年一起选择并观看适合儿童青少年的电视节目，并借此机会表达对某些特别主题的理解和感受，或者向儿童青少年解释某些令他们困惑的事情。在观看过程中，父母可以帮助儿童青少年理解电视节目中的内容，并及时对他们加以引导。在电视节目结束后，父母可以与儿童青少年一起讨论观看的内容。第五，父母一定要避免将观看电视节目作为对儿童青少年的奖赏，也不能将限制观看电视节目作为对他们的惩罚。第六，父母应该帮助儿童青少年抵制电视广告的消极影响。第七，父母应该为儿童青少年树立良好的榜样，充分利用空闲时间阅读书籍、参加体育活动、锻炼身体、与家人交谈或者为家人烹饪食物等，而不是抓紧一切空闲时间观看电视节目。

除以上这类降低电视负面影响的方法外，对于电子游戏、音乐、电影等媒体，父母也应该注意选择其内容，防止它们对儿童青少年造成不良影响，其具体措施大致如下：

父母应该充分利用电子游戏、音乐、电影的观看识别系统，以儿童青少年的年龄及心理成熟度为依据，选择适合他们的电子游戏、音乐及电影。

对于其他的大众媒体，父母也应该积极采用有效的措施以防其影响儿童青少年健康发展。父母应该对互联网有充分的了解，并且学习一些避免儿童青少年接触某些不良信息的方法。如果父母本身对电子游戏、电影、音乐等娱乐媒体感兴趣或者较熟悉，那么可以直接将自己的亲身经历或体验告诉儿童青少年，并给予他们一些使用建议（Fucksman，2005）。

社会心理健康服务与儿童青少年焦虑

目前，我国社会心理健康服务体系并不完备，心理健康干预服务利用率较低，心理健康服务费用较高，对心理咨询师或治疗师的专业培训不足，心理咨询师或治疗师的专业能力参差不齐，精神科医生数量相对较少（王建平 等，2019）。虽然，不完备的心理健康服务体系不会直接引发儿童青少年焦虑等心理健康问题，但是会阻碍焦虑儿童青少年接受必要的治疗和干预。例如，有些焦虑儿童青少年的家庭因无法承担心理咨询和心理治疗费用，不得不逃避或者停止治疗。有些焦虑的儿童青少年及其父母有接受专业治疗的意识，却找不到专业的咨询师或者治疗师。总体来看，我国当前的社会心理健康服务体系还无法满足儿童青少年对心理健康指导服务的需求。因此，有必要完善我国心理健康服务体系，为改善及提升儿童青少年心理健康提供保障。

作为世界上最大的心理健康科研机构，美国心理健康研究所主要研究如何探究、治疗及预防人们心理疾病和促进心理健康。该所于1984年开展儿童及青少年服务体系项目为患有严重情绪障碍的儿童青少年及其家属提供系统服务。另外，1992年美国成立儿童心理健康中心为儿童青少年提供不同心理健康服务。一直以来，在政府的支持和指导下，美国儿童青少年心理健康服务取得了举世公认的成绩且保持着良好的发展势头。因此，我们在完善社会心理健康服务体系时，可以借鉴美国心理健康服务体系中的优点，并根据我国国情形成具有中国特色的社会心理健康服务体系。具体而言，要制订出实施心理健康服务的完备理论框架和依据。心理健康服务人员必须经过严格的专业培训。将心理咨询和心理治疗纳入医疗保险范围，降低患有焦虑等心理健康问题儿童青少年家庭的经济负担。在儿童青少年心理健康干预或治疗过程中，要注重强调以儿童青少年或家庭为中心，要求儿童青少年或家庭参与心理健康服务计划的制订及实施全过程（陈雪峰，2018；孙婷 等，2019）。

文化与儿童青少年焦虑

文化是一个范围广泛的概念。广义的文化是社会物质财富和精神财富的总和。狭义的文化主要是指精神文化，是人类精神财富的总和，它包括教育、科学技术、社会制度、经济状况以及宗教信仰等。世界卫生组织曾指出："当人们的生活水平达到或超过基本需求，有条件决定生活资料的使用方式时，文化因素对人身心健康的影响就会越来越深远。"

受教育是儿童青少年社会化的主要方式之一。社会化是个体从自然人转变为能够适应社会环境、参与社会生活、履行社会角色的社会人的过程。社会在不断地进步和发展，个体必须不断地培养和适应新的生产生活技能，才能够适应社会发展。因此，个体的社会化持续于生命的全过程。社会发展越快，个体的社会化范围越广泛、程度越深，教育对个体生存和健康的影响就愈加强烈。对于儿童青少年而言，教育主要通过支配他们的生活方式来影响其心理健康。一般地说，受过良好教育的儿童青少年，具有较高的文化素质、良好的社会适应能力以及文明的生活方式和生活习惯，并且有高尚的爱好和追求，注重智力投入，一般表现出较好的修养，较少与他人产生摩擦和冲突，产生焦虑、抑郁等心理健康问题的可能性较小。

社会制度是影响儿童青少年焦虑等心理健康问题的重要因素。社会制度造就社会环境，不良社会环境会导致社会道德败坏、家庭结构不稳定，进而可能导致儿童青少年焦虑、抑郁等心理问题的发生。

经济状况会对儿童青少年焦虑产生一定的影响。有研究发现，经济状况越差，儿童青少年出现心理健康问题的频率越高。经济状况良好的个体较少遭遇因生活拮据等原因导致的紧张情绪，并且能够得到医疗帮助，因此较少出现焦虑等心理健康问题。然而，经济状况较差者往往面临较多的生活压力，可能会导致他们缺乏自信，产生焦虑等消极情绪。

宗教是以对神的崇拜和遵守神的旨意为核心的信仰和行为准则的总和。基督教、伊斯兰教、佛教是现代社会的三大世界性宗教。我国是多宗教的国家，宗教徒们主要信仰佛教、道教、伊斯兰教、天主教和基督教。在漫长的历史发展中，各宗教文化已成为我国传统思想文化的一部分。宗教主要通过影响个体的心理过程和精神生活来影响其身心健康。

宗教源于原始人的迷信，其核心为宣扬超越自然的力量，本质是一种反科学的力量，宗教信徒把自己的人生归于天命。然而，宗教这种反科学的力量对个体健康不会产生完全负面的影响。对于遭遇不幸或困难的儿童青少年而言，宗教能够给予他们精神寄托，能够缓解其精神压力，从而使他们的心理达到平衡。有研究发现，与一般人相比，有宗教信仰者通常较少受到焦虑抑郁的折磨，即使偶尔出现焦虑或抑郁状况，他们也能够快速地恢复。从某种意义上讲，宗教不仅可以起到精神安慰剂的作用，而且也能够帮助信徒摆脱压力和焦虑情绪，促进其心理健康发展。当然，宗教对个体身心健康的消极影响也不可否认。有些信徒盲目地信奉神的旨意，出现心理问题不愿就医，耽误治疗时间，严重影响心理健康。而且一些邪教经常披着宗教的外衣，对个体身心健康危害极大。

此外，战争也会对儿童青少年造成伤害。在战争中，因为生命安全得不到保障而使个体内心充满恐惧感和焦虑，影响其心理健康发展（毕力夫，2004）。

参考文献

Archie P, Bruera E, Cohen L. Music-based interventions in palliative cancer care: A review of quantitative studies and neurobiological literature[J]. Supportive Care in Cancer, 2013, 21(9): 2609-2624.

Ballard M E, Wiest J R. Mortal Kombat TM: The effects of violent videogame play on males' hostility and cardiovascular responding[J]. Journal of Applied Social Psychology, 1996,26: 717-730.

Burrai F, Micheluzzi V, Bugani V. Effects of live sax music on various physiological parameters, pain level, and mood level in cancer patients[J]. Holistic Nursing Practice,2014, 28(5): 301-311.

Panee C D, Ballard M E. High versus low aggressive priming during video-game training: Effects on violent action during game play, hostility, heart rate, and blood pressure[J]. Journal of Applied Social Psychology. 2002,32(12):2458-2474.

毕力夫. 预防医学[M]. 郑州:郑州大学出版社. 2004.

陈雪峰. 社会心理服务体系建设的研究与实践[J]. 中国科学院院刊, 2018,3: 308-317.

乔莉, 张沛, 杨娜, 等. 音乐放松疗法对癌痛患者疼痛及焦虑抑郁情绪的干预效果[J]. 国际精神病学杂志, 2018,45(4): 751-754.

孙婷,唐启寿, 张武丽. 美国未成年人心理健康服务体系对我国留守儿童心理服务的启示[J]. 牡丹江医学院学报, 2019,40(1): 124-126.

王建平, 李荔波, 蔡远. 谁是"最好"的心理服务提供者?[J]. 心理学通讯, 2019,2(1): 5-10.

第八章 儿童青少年焦虑的
内在基础

如前所述，家庭、社会以及大众媒体等外部因素均是儿童青少年焦虑产生的重要原因。然而，值得注意的是并非所有处于不良环境中的儿童青少年均会产生焦虑问题。因此，在探讨儿童青少年焦虑产生的原因时，除考虑外部环境因素外，还需要考虑其自身的内部因素对焦虑发生发展的影响。接下来，本章将对儿童青少年气质、归因风格以及认知偏向等因素与其焦虑的关系进行详细介绍。

气质与儿童青少年焦虑

气质是个体与生俱来的相对稳定的心理特征之一，主要表现在个体心理活动的强度、速度、灵活性及指向性等方面（于景凯，2007）。目前在气质的本质、定义、内容和生理基础等问题上存在不同的解释，因而关于气质的划分也众说纷纭。

根据人体内的四种体液所占比例，希波克拉底将气质分为多血质、黏液质、胆汁质和抑郁质四种类型。巴甫洛夫认为，高级神经活动三种基本特征的不同结合，可以形成弱型（抑郁质）、强而不平衡型（胆汁质）、强而不灵活型（黏液质）、强而灵活型（多血质）四种高级神经活动类型。Thomas 和 Chess 在对 141 名儿童追踪研究后，将气质划分为活动水平、节律性、趋避性、适应度、反应强度、情绪本质、坚持度、注意分散度以及反应阈九个维度。另外，他们认为气质中的节律性、趋避性、适应度、反应强度以及情绪本质等五个维度与儿童心理和行为问题的发生关系密切，因此依据这五个维度，将儿童按照养育难度分为困难型、迟缓型和容易型三种类型。布雷泽尔顿将气质划分为一般型、活泼型和安静型三种基本类型。巴斯和普罗敏根据儿童在各种类型活动中的不同倾向性，将其划分为活动型、情绪型、社交型和冲动型四种不同气质类型（林崇德, 2008）。

　　以往研究者对儿童青少年气质特征与其焦虑的关系进行了系统考察。儿童自身的气质特征是其焦虑问题产生的重要原因之一。具体而言，Merikangas 等人（1998）在关于儿童气质特征与其心理问题的关系研究中发现，焦虑障碍儿童青少年的适应性和趋避性得分较低，而且适应性较低、对新奇刺激反应退缩的儿童青少年，较易出现焦虑抑郁等问题。Kagan 等人（1999）发现，儿童青少年的抑制性气质特征更可能引发他们的焦虑问题。Muris 等人（2000）的研究发现，胆汁质、多血质和黏液质与儿童青少年的焦虑无明显关联，抑郁质与儿童青少年的焦虑存在显著相关。抑郁质类型的儿童青少年的思想较保守，情感不易外露，人际关系较差，常常为琐事担忧，因而其焦虑水平较高。De Schipper 等人（2004）的研究发现，容易型气质的儿童较少出现焦虑等内化问题行为，困难型气质的儿童较容易出现焦虑等内化问题行为。Thomas 等人发现，节律性较低、适应度较低、反应强度较强以及具有负向情绪本质的儿童，出现焦虑等内化问题行为的可能性更大。

考虑到儿童青少年气质特征与其焦虑的密切关系，父母要及时了解子女的气质特征，并据此不断调整养育方式、改善亲子关系、减少紧张情绪，与儿童进行有效沟通，引导和帮助儿童青少年形成良好的生活方式，促进其身心健康发展。具体而言，父母在为活动性水平较高的儿童青少年提供较多的运动机会的同时，在社交场合也要对他们提出保持安静的要求，而且要注意他们的运动时间不宜过长，活动项目也不宜过多。对于活动性水平较低的儿童青少年，父母要给予他们更多的包容，不能因动作慢而训斥他们，当他们取得一定的进步时要及时给予表扬。对于规律性较差的儿童青少年，父母应该适当训练他们的节律性，教会他们规则的重要性，要关注起床、进食以及睡觉等生活细节问题。对于规律性较强的儿童青少年，父母应该顺应其特点，在可能出现较特殊安排时，要预先告知他们。对于适应性较慢的儿童青少年，父母要给予他们充足的时间，使其逐步适应不断变化的环境。对于适应性较强的儿童青少年，在与人交往等方面，父母需要注意及时引导。对于反应强度较高的儿童青少年，父母应尽可能地了解他们的真实需求，用平和的心态和方式对待他们，不能只图安静而向他们的不合理要求妥协。反应性较低的儿童青少年常常不会强烈地表达自己的需求，因此父母需要重点关注这些儿童青少年，认真聆听他们的要求。对于正情绪性的儿童青少年，父母要及时鼓励他们积极和友善的情绪反应，同时也要注意到在其愉快情绪下的抑郁心境。对于负情绪性的儿童青少年，父母要谨慎识别他们潜在的情绪和行为问题，不要因儿童青少年的消极情绪而产生负罪感或气愤，可以适当忽略他们无意义的情绪或表情，同时也要注意他们的真实心境。对于坚持性较好的儿童青少年，父母在中断儿童青少年正在进行的活动前，一定要预先告知。对于坚持性较差的儿童青少年，父母可以帮助他们将要完成的任务分成几个部分，并在他们坚持完成某一部分后给予适当的表扬或奖励。在注意力容易分散的儿童青少年遇到干扰时，父母要及时帮助他们将注意力集中到手头工作上，并且在他们努力克服分心后给予表扬或奖励。如果父母没有得到注意力不易分散儿童青少年的理睬，千万不要认为他们是故意对抗或者不顺从。对于较敏感的儿童青少年，父母不必过分担忧，可以帮助他们认识到这一问题，并且当他们表现出正常的敏感反应时应给予表扬或奖励。父母应该引导敏感性较差的儿童青少年学会觉察外部刺激或者他人情绪，并且注意这些儿童青少年可能压抑自己的病痛或消极情绪。对于胆小的儿童青少年，父母要尽可能地了解他们的想法或者兴趣爱好，给予他们适度的宽容。父母可以鼓励胆大儿童青少年的恰当行为，但是也要及时纠正其不恰当行为，而且要注意到他们对某些事情或活动的兴趣较短暂（赵绘，2013）。总之，父母应该顺应儿童青少年的气质特征，采用恰当的教育方法，促进其积极发展。

归因方式与儿童青少年焦虑

归因即原因的归属，有广义和狭义之分。广义的归因是指个体对自然现象、社会现象以及文化现象等进行解释和说明的过程。狭义的归因是指个体通过感知、思维和推理等内部信息加工过程推断行为结果的原因的认知活动（时容华，1998）。归因方式，也称归因风格或解释方式，是个体在长期的归因过程中形成的比较稳定的归因倾向，其在短时间内较难改变。归因方式具有多样性，不同个体的归因方式可能不同，同一个体也会有不同视角的归因（韩仁生，2003）。

20 世纪 50 年代，美国心理学家海德首次提出单维度归因理论。海德在该理论中指出，每个人都会对生活事件的原因进行解释，每个人都具有朴素的归因方式，个体主要从内部和外部两个方面对事件归因。其中，内部归因是指个体倾向于从自身寻找行为结果的原因。例如，自己的能力、动机以及情绪调节策略等。外部归因是指个体倾向于用自身之外的因素对行为结果进行解释。例如，事件难易程度、环境状况、他人影响以及运气好坏等。

琼斯和戴维斯提出相应推断理论。他们认为，个体通常不会直接表露自己的内在想法。但是，可以通过他的外在行为表现判断其行为背后的动机，间接了解其真实的想法。琼斯和戴维斯归纳了影响个体推论的三个因素，即非共同效应、社会赞许和选择的自由。其中，非共同效应是指被观察的行为和其他行为之间是否存在不同，若被观察的行为与其他不同行为具有共同点，那么就很难做出准确推断。社会赞许是指如果个体的行为是为迎合社会期待，那么为获取称赞他很可能会隐藏自己的真实想法。选择的自由是指对于自身愿意从事的活动，个体会放下防御，并展现出最真实的一面。然而，如果个体的某些行为是被逼迫的，自己无法选择，则通常会隐藏自己的真实态度。

凯利提出三维归因理论。他在该理论中指出，在归因时个体会考虑行为的发动者、行为的客观刺激和行为的背景三个要素，并且利用这三个要素提供的信息推导事件的原因。在推导过程中会涉及特异性信息（行为发动者是否对此事件产生异常反应）、共同性信息（其他人的反应是否与行为发动者相同）以及一致性信息（行为发动者是否会在不同情境下做出相同反应）三个概念。

韦纳提出动机和情绪归因理论。他将归因方式分为三个维度和四个因素。其中，三个维度主要是指内外因维度、稳定性维度和是否可控维度。个体对内外因维度的解释会影响其自尊，对稳定性维度的解释会影响自信心和对未来成败的预期，对是否可控维度的解释会影响情绪体验。四个因素主要是指努力程度、能力大小、运气好坏和任务难度。

既往研究发现，儿童青少年的归因方式是影响其焦虑等心理健康问题的关键因素，其归因方式中的内外部、稳定性以及可控性维度对焦虑等问题影响较大（李占江 等，2001）。如果儿童青少年把正性事件的原因归为内部、可控且稳定性因素，则将增加其自我认同感，提高自信心，减少焦虑等心理问题出现的可能性。相反，如果儿童青少年把负性事件的原因归为内部和不可控性因素，则将导致其产生无助感，降低自信心，增加焦虑等心理问题（邓晨，2011）。此外，值得一提的是，关于归因方式与儿童青少年焦虑关系的研究中，大多数研究主要集中于探讨归因方式与儿童青少年社交焦虑的关系。既有研究发现，归因方式中的内外因维度均与儿童青少年的社交焦虑显著相关，当儿童青少年将事件的原因归为运气、环境等外部因素时，其社交焦虑水平通常较高。相反，当儿童青少年将事件的原因归为能力、努力等内部因素时，其社交焦虑水平较低（董廷廷 等，2010；范晓玲等，2007）。

认知偏向与儿童青少年焦虑

认知偏向指个体采用完全消极或否定等方式解释信息的过程，主要包括注意偏向、解释偏向和记忆偏向三个类型（杨冉明 等，2015）。其中，注意偏向是指个体有选择地注意某种类型信息的一种认知倾向。注意偏向的研究范式主要包括情绪 Stroop 任务、点探测注意搜索任务以及线索提示范式等。

经典 Stroop 颜色命名范式在注意偏向研究中使用最早也最普遍。经典 Stroop 任务要求被试对词的颜色进行命名并且忽略词本身的含义。当项目本身的含义与项目的颜色不一致的时候，被试需要花费较长的时间来命名项目颜色，当项目本身含义与项目颜色一致时，项目命名的时间则较短。例如，当被试命名绿色的"绿"字时，其耗时明显短于命名红色的"绿"字。也就是说，词的含义会影响对词颜色的命名，出现命名反应时延长的现象，即 Stroop 效应。

20世纪80年代，在测量焦虑、抑郁以及恐惧等各类情绪状态下个体的注意偏向时，研究者以经典 Stroop 范式为基础，发展出情绪Stroop 任务。在该任务中，给被试呈现一系列不同效价（积极、消极、中性）的词语，这些词语由不同的颜色组成，被试的任务是尽量忽略词语的意义，并快速地对这些词语的颜色进行命名。如果被试对某类效价（一般为消极词语）词语命名时反应时较长，则可以推断此类效价的词语干扰了被试的命名任务，他们把较多的注意资源分配到了此类效价词语的含义上，即出现了注意偏向（Williams, 1996）。患有焦虑等情绪障碍的被试通常在情绪 Stroop 任务中会出现情绪材料对任务加工的显著干扰现象，在正常被试中则很少出现。该任务被广泛应用于广泛性焦虑障碍、强迫症、社交恐惧症、创伤后应激障碍、抑郁症以及焦虑障碍被试的注意偏向研究中（Mathews, 1994）。

研究者关于 Stroop 效应背后的机制众说纷纭。有些研究者认为是被试对负性情绪相关刺激的先天自动反应，有些研究者则认为是刺激引发了被试的负性情绪，因此导致认知功能回避。据此，研究者提出了点探测注意搜索任务，并将其应用于各类情绪障碍的注意偏向研究中。根据任务的不同特点，点探测注意搜索任务可分为传统的视觉点探测注意搜索任务和与双耳分听实验相结合的点探测注意搜索任务。

传统的视觉点探测注意搜索任务常用于测查视觉注意资源空间分配的特点。其基本原理是当被试的注意力集中于某一视觉区域时，被试对该区域或附近的探测刺激反应较快，对远离该区域的探测刺激反应较慢。在传统的视觉点探测注意搜索任务实验中，在电脑屏幕中央向被试呈现一对词语，包括一个中性词和一个目标词，随后词语消失，立即出现一个探测点，探测点随机出现在其中一个词语的位置。要求被试尽可能快地对探测点做按键反应。该研究范式的假设为，若探测点出现的位置与被试注意的位置一致，则对探测点的反应时较短，若探测点出现的位置与被试注意的位置不一致，则反应时较长（Posner et al.，1980）。

在与双耳分听实验相结合的点探测注意搜索任务中，向被试的双耳呈现不同的信息。向追随耳呈现故事信息，向非追随耳呈现一系列的负性情绪刺激和中性刺激。要求被试只关注呈现的故事信息，并按任务要求对显示屏上随机呈现的视觉探测点做按键反应。

第三个注意偏向的研究范式是线索提示范式。该实验范式的程序为，在屏幕的不同位置呈现两个词语，一个是正性词语，另一个是负性或中性词语。词语呈现完后，或者在其位置上呈现一个点（有效线索），或者在其他位置（通常为词出现位置的对角）呈现一个点（无效线索）。要求被试尽快侦查该点，并做按键反应（Fox，2001；Vuilleumier，2002）。结果发现，被试对在有效线索位置上探测刺激的反应时明显快于对无效线索位置上的探测刺激的反应。

根据以上实验范式，研究者探讨了焦虑障碍者的注意特征，并发现患有广泛性焦虑障碍、强迫症、创伤后应激障碍以及社交焦虑障碍等焦虑障碍的个体均存在的注意偏向。例如，有研究者采用情绪Stroop任务对焦虑障碍者的注意偏向研究后发现，焦虑障碍者受到威胁性词语的干扰，表现出对威胁性词语颜色命名延迟现象。这表明，焦虑障碍患者倾向于将注意力集中到环境中的威胁性信息上，对威胁性信息存在注意偏向（Wiliams et al.，1997）。有研究者采用点探测实验范式对焦虑障碍患者的注意偏向进行研究并发现，与正常被试相比，社交焦虑障碍患者和广泛性焦虑障碍患者更倾向于注意威胁性刺激，他们对处于威胁性刺激位置的探测点反应时较短，对出现在中性词位置的探测点反应时相对较长（Macleod，1986）。

近年来，研究者发现，不仅焦虑障碍患者存在对威胁性信息的注意偏向，存在焦虑情绪的个体也同样表现出对威胁性信息的注意偏向。例如，Mogg 等人（1990）研究者采用经典情绪 Stroop 范式对特质焦虑个体的注意偏向进行研究后发现，特质焦虑被试对威胁性词语命名的反应时慢于对中性词命名的反应时。钱铭怡等人（2006）发现，社交焦虑水平较高的被试在命名消极性词语时的反应时较长，这可能是由于他们将更多的注意力集中在词语的意义上。

有研究发现，存在焦虑问题个体的注意偏向与刺激信息的内容密切相关，其倾向于将注意集中于与其病症相关的刺激上。例如，广泛性焦虑障碍者对与肉体损伤相关词语的反应时更长；社交焦虑障碍者对与社交危险相关词语的反应时更长；强迫症患者对与强迫相关词语的反应时更长，考试焦虑者对与考试和学校相关词语的反应时更长（赵海第，2012）。此外，焦虑者的注意偏向具有情景依赖性。例如，有研究采用点测验方式，分别让高、低焦虑组被试观看中性和恐惧视频后考察其对负性情绪面孔是否存在注意偏向，结果发现在恐惧情景或是中性情景下，高焦虑组被试均对负性面孔存在注意偏向，低焦虑组被试只在恐惧情景下对负性面孔表现出注意偏向。也有研究发现，高焦虑水平个体在威胁性情境中表现出对消极词的注意偏向，而在非威胁性情境中却未产生注意偏向（陈曦 等，2004）。

目前，对情绪刺激引发焦虑者注意偏向原因的解释主要有注意成分说、图式理论和注意资源理论。研究者在注意成分说中指出，注意包括定向、维持、解除和转移四种成分（Posner，1990）。Fox 等人（2001）认为，由于在定向阶段焦虑者的注意力被吸引到威胁刺激所在的位置或者是威胁刺激影响到焦虑者注意维持的时间或注意解除的能力，导致其注意力在这些刺激上停留的时间较长，从而产生注意偏向。

图式是指一个有组织、可重复的行为模式或心理结构。个体在一生中需要学习和掌握大量知识，这些知识并不是杂乱无章地储存于人脑中，而是按照某种联系形成知识单元。当外部刺激信息与个体的图式或知识结构一致时，其对此类信息的加工就更容易。对于焦虑者而言，他们的认知基础主要由担忧、紧张等负性图式构成，与其图式相一致的刺激信息更容易被加工，图式或知识结构的激活导致了注意偏向的产生。

研究者在注意资源理论中指出，个体的注意资源是有限的，如果某些方面占用的资源过多，则在其他方面的可用资源必然减少。例如，在情绪 Stroop 效应的实验中，被试需要耗费较多的注意资源来抑制词语的本来意义，用于对词语命名的资源就相对较少，反应时也就更长，因而出现了 Stroop 效应。

解释偏向是指个体以消极或威胁性的方式对模糊信息做出错误解释的认知倾向（Kanai et al.，2010），主要包括即时和延时两种类型（Hirsch et al.，2006）。即时解释偏向是指个体对刚刚或正在经历的情境或事件表现出有偏差的解释，延时解释偏向是指个体在回顾和思考后，对已经历情境或事件表现出带有倾向的理解（Hirsch et al.，2006）。一般情况下，研究者主要通过记录反应时测量个体的即时解释偏向，通过自我报告的方式测量个体的延时解释偏向（赵珊玲，2014）。与即时解释偏向相比，延时解释偏向能够更明确地区分积极解释和消极解释，并且对个体心理和行为产生更大的影响。

解释偏向的研究范式主要有同音异义词/同形异义词、含糊句/语段以及自我报告范式等（赵珊玲，2014）。

同音异义词是指读音相同但是词形不同的词，其既可以包含积极性或中性的词语，也可以是威胁性或消极性的词语。例如，dye 和 die

两个词读音相同，但是前者的意思是染料，后者的意思是死亡。在实验过程中，要求被试听到这类词后，立即将其拼写出来。同形异义词是指同一个词语具有不同的情绪效价。例如，sentence 一词既有"句子"之意，也有"宣判"之意。在实验中，呈现这类词的其中一个意思，要求被试对目标词进行词汇决策任务，测量被试的反应时。

在含糊句/语段范式实验中，主要是给被试呈现语义模糊的句子或短语，然后要求被试完成任务。根据实验任务可以将该范式分为延迟再认记忆范式、词汇决策范式、阅读时间范式以及命名和理解范式。

在延迟再认记忆范式研究中，向被试呈现语义模糊的句子或短语，然后再呈现一个与该句子或短语相关的问题，要求被试回答。在词汇决策范式研究中，向被试呈现语义模糊的句子或短语，要求被试对目标词进行词与非词、褒贬性质或者是否斜体的判断。在阅读时间范式研究中，首先给被试呈现语义模糊的句子，然后再呈现语义清晰的句子，被试阅读完一个句子后即做出按键反应。该范式以被试阅读后续句子的时间为指标，如果阅读时间延迟，则说明被试对之前呈现句子的解释与后续句子的意义不一致。在命名和理解范式研究中，向被试呈现一个模棱两可的句子，然后呈现一些与该句子两种意义相关的目标词，要求被试对这些目标词命名。

在自我报告范式研究中，采用问卷的形式要求被试对呈现的问题自由做答。有些研究中采用封闭式答案，根据计分方式评估被试是否存在解释偏向。有些研究采用开放式答案，根据被试的答案进行编码。

既往研究采用以上研究范式对焦虑障碍患者的解释偏向进行研究后发现，解释偏向与个体焦虑有关，焦虑障碍患者倾向于将模棱两可含义的词语或句子理解为消极含义。例如，樊潇潇（2007）采用自我报告范式对儿童青少年的解释偏向进行研究并发现，焦虑水平较高的儿童青少年倾向于为模糊信息赋予消极含义。Muris 等人（2000）发现，与低焦虑水平的儿童青少年相比，焦虑水平较高的儿童青少年更可能为听到的故事赋予危险意义，或者在未听到完整故事时就认为其带有危险含义。王亚玲（2011）发现，特定情绪状态与焦虑个体的解释偏向有关，低焦虑者在愤怒情绪状态时也表现出解释偏向，高焦虑者在愤怒情绪状态下的解释偏向比原来更明显，相反，在愉快情绪状态下，高焦虑者的解释偏向较少（赵海第，2013）。此外，焦虑个体的解释偏向也与刺激内容有关。例如，社交焦虑者只对与自身有关的社交事件或信息产生解释偏向，而对与他人有关的社交事件或信息不会产生解释偏向（赵海第，2013）。

记忆偏向是在控制了一般记忆能力的影响后，个体对某类先前经验进行回忆或再认时，有更好或者更差表现的倾向（Tafarodi，1998）。当前，主要采用心境一致性和特质一致性理论对焦虑者记忆偏向的产生原因进行解释（田录梅 等，2009）。心境一致性理论是指，个体倾向于记住与自己心境状态一致的内容。例如，在焦虑状态下更容易记住威胁性信息。特质一致性理论是指个体更倾向于记住与其人格特质和认知方式相近的信息，如高内隐自尊者表现出消极记忆偏向（杨慧 等，2012）。

以往关于焦虑个体的记忆偏向研究常采用的研究范式为：在情绪Stroop 任务完成后，要求被试自由回忆 Stroop 任务中出现过的词，并且尽可能多地将能够回忆出来的词写下来，不必担心拼写错误。然后，通过两种方式估算被试的记忆偏向：自由回忆的威胁词数量减去积极词的数量；自由回忆的威胁词数量减去中性词的数量（樊萧萧，2007）。

到目前为止，关于焦虑个体记忆偏向的研究结论并不一致。Coles

等人（2002）的研究发现，情绪障碍患者偏向于记住具有情绪色彩的信息，严重的恐惧情绪个体存在显著的外显记忆偏向，一般焦虑情绪个体存在内隐记忆偏向。然而，Lang 等人（1997）的发现，相对于焦虑水平较低的个体，焦虑水平较高者存在明显的内隐记忆偏向，而两者的外显记忆偏向无明显差异。另外，Kverno 等人（2000）的研究发现，与低焦虑水平个体相比，高焦虑水平者更倾向于回忆危险和恐惧信息。然而，郑希付（2005）的研究发现，高焦虑水平的个体对消极词汇不存在记忆偏向，随着焦虑水平的升高，其对积极词汇的记忆效果下降。焦虑个体记忆偏向的研究结论不一致可能与不同研究对任务的界定存在差异有关。有研究者指出，不同记忆任务的编码要求存在差异是影响记忆偏向表达的重要原因。已有关于记忆偏向的研究范式要求个体在信息编码时进行浅加工，然而，展示外显记忆偏向可能需要进行深度编码。不同的编码方式激活了不同组织方式的记忆网络（樊萧萧，2007）。

综上所述，儿童青少年焦虑与遗传因素、家庭环境、学校环境、社会环境以及自身特质均有关。但是，以上因素并非孤立地影响儿童青少年焦虑，它们之间相互影响、交互作用共同影响儿童青少年焦虑的发生发展。因此，关注儿童青少年焦虑必须将个体置于一个统合的关系模型中。

参考文献

Fox E, Russo R. Do threatening stimuli draw or hold visual attention in sue clinical anxiety[J]. Journal of Experimental Psychology：General，2001，130(4)：681-700.

Hirsch C R, Clark D M, Mathews A. Imagery and interpretations in social phobia：

Support for the combined cognitive biases hypothesis[J]. Behav Ther,2006, 37 (3):223-236.

Kagan J, Snidman N. Early predictors of adult anxiety disorders [J]. Biological Psychiatry,1999, 46: 1536-1541.

Kverno K S. Trait anxiety influences on judgments of frequency and recall [J]. Personality and Individual Differences, 2000,29(3):395-404.

Lang A J, Craske M G. Information processing in anxiety and depression [J]. Behaviour Research and Therapy, 1997,35(5):451-455.

MacLeod C, Mathews A, Tata P. Attentional bias in emotional disorders[J]. Journal of Abnormal Psychology, 1986,95:15-20.

Mathews A, Macleod C. Cognitive approached to emotion and emotion disorders[J]. Annual Review of Psychology,1994, 45:25-50.

Merikangas K R, Swendsen J D, Preisig M A, Chazan R Z. Psychopathology and temperament in parents and offspring: Results of a family study[J]. Journal of Affective Disorders, 1998,51(1): 63-74.

Mogg K, Marden B. Processing of emotional information in anxious subjects [J]. British Journal of Clinical Psychology,1990, 29:227-229.

Muris P, Kind M, Bogels S M. Anxiety and threat perception abnormalities in normal children[J]. Journal of Psychopathology and Behavioral Assssment, 2000,22: 183-199.

Muris P, Luermans J, Merckelbach H, Mayer B. "Danger is lurking everywhere". The relation between anxiety and threat perception abnormalities in normal children[J]. Journal of Behavior Therapy & Experimental Psychiatry, 2000,31 (2):123-136.

Posner M I, Petersen S E. The attention system of the human brain [J]. Annual Review of Neuroscience,1990, 13:25-42.

Posner M I, Snyder C R, Davidson B J. Attention and the detection of signals[J].

Journal of Experimental Psychology,1980, 109:160-174.

Tafarodi R W. Paradoxical self-esteem and selectivity in the processing of social information[J]. Journal of Personality & Social Psychology, 1998,74(5):1181-1196.

Vuilleumier E. Facial expression and selective attention[J]. Current Opinion in Psychiatry,2002, 15:291-300.

Williams J M, Mathews A, MacLeod C. The emotional Stroop task and psychopathology[J]. Psychological Bulletin, 1996,120:3-24.

Williams J M, Watts F, MacLeod C, Mathews A. Cognitive psychology and emotional disorders[M]. John Willey & Sons. 2001.

邓晨. 高中生归因方式、父母教养方式与心理健康的关系研究[D]. 东北师范大学,2011.

董廷廷. 大学生社交焦虑与归因方式关系研究[J]. 社会工作实务研究, 2010, 10:51-53.

范晓玲, 伍如昕, 刘丽琼, 等. 高中生人际归因、社交焦虑及其关系的研究[J]. 中国临床心理学杂志, 2007,15(2)：196-198.

樊萧萧. 高焦虑倾向初中新生的认知加工偏向研究[D]. 华东师范大学,2007.

韩仁生. 我国中小学生学业成就归因的特点与教育建议[J]. 中国教育学刊, 2003,6:47-50.

李占江, 邱炳武, 王盛极. 青少年归因风格及其与心理健康水平的关系研究[J]. 中国心理卫生杂志, 2001,15(1)：6-8.

钱铭怡, 等. 艾森克人格问卷简式量表中国版(EPQ-RSC)的修订[J]. 心理学报, 2000,32(3):317-323.

时容华. 新编社会心理学概论[M]. 北京：东方出版社,1998.

田录梅, 宋爱芬. 记忆偏向：心境一致效应还是特质一致效应？[J]. 山东师范大学学报(人文社会科学版),2009, 54(2):64-68.

王亚玲. 诱发愤怒对特质焦虑个体解释偏向的影响[D]. 东北师范大学,2011.

杨慧,吴明证,刘永芳.自尊与记忆偏向的关系[J].心理科学,2012,(4):962-967.

杨冉明,崔丽霞,孙玮洁.认知偏向修正训练及其内在机制[J].中国特殊教育,2015(2):84-89.

于景凯.幼儿焦虑状况与气质、家庭环境的关系研究[D].山东师范大学,2007.

赵绘.5—6岁儿童社交焦虑与儿童气质类型的关系的研究[D].天津师范大学,2013.

赵珊玲.不同自尊类型者的解释偏向研究[D].曲阜师范大学,2014.

第九章 焦虑儿童青少年的
人格特质

人格是个体所具有的稳定特质。焦虑儿童青少年有其自身独特的人格特质，即焦虑型人格。多数焦虑儿童青少年的行为表现都符合焦虑型人格特质。接下来，本章将主要介绍焦虑型人格特质、焦虑儿童青少年的认知模式、焦虑型人格的利弊、如何识别焦虑型人格以及缓解儿童青少年焦虑的方法等内容。

焦虑型人格特质

有焦虑倾向的儿童青少年大多富有责任心、办事可靠、内驱力较强。在学校中，有焦虑倾向的儿童青少年大多学习努力、勤奋刻苦，是品学兼优的好学生。但是，他们在取得高成就的过程中却必须付出极其艰苦的努力，这就会导致他们的紧张情绪和压力感，最终导致其焦虑心理反复出现。

有焦虑倾向的儿童青少年喜欢取悦他人，也热衷于获取某些奖励。他们为了获得赞赏或者更高的成就，承受着与其年龄完全不相符的高水平压力，他们没有时间玩耍，身心无法得到彻底放松。同时，他们也非常敏感，常常担心自己的身体状况，也容易受到周围环境的影响。

有焦虑倾向的儿童青少年大多带有完美主义倾向。他们试图做好每件事，否则，就会因自己的错误或欠完美的行为而产生沮丧情绪和受挫心理。他们会因某些自认为欠佳的表现，自信心和自尊心受挫，产生不良情绪。在面对困难时，为了避免产生不舒服的感觉或避免遭受失败的打击，他们会表现出逃避或拒绝的行为。

总之，焦虑儿童青少年的人格特征主要包括：强烈的责任感；完美主义倾向；对自己有过高期望；对他人的指责或批评过于敏感；神经难以放松；有取悦他人的倾向；做事优柔寡断；不必要地担心；"非好即坏""非善即恶"的极端思维方式（Fucksman，2005）。

焦虑儿童青少年的认知模式

焦虑的儿童青少年极其谨慎，也极其敏感，不断地确认危险发生的可能性。他们习惯于小题大做，甚至无中生有，在这个过程中，儿童青少年承受着巨大的精神折磨。正常的儿童青少年并没有这方面的困扰，也觉察不到痛苦的存在，焦虑的儿童青少年常常会意识到自己的问题，却无法改变。

焦虑的儿童青少年存在一些较普遍的思维方式。其中，最具代表性的是忧虑思维方式，即对未来可能出现的危险或威胁的种种设想。他们的忧虑感产生于试图控制可能的危险和威胁或者控制危险和威胁的过程中。而且，焦虑的儿童青少年会将这些设想当作必然发生的事情而不是可能发生的事情，从而在实际危险或威胁并未出现时，激活其应对或逃避反应。

焦虑儿童青少年的另一种思维方式是"必须……"或"应该……"的思维方式。这种思维方式在儿童青少年焦虑障碍者中普遍存在。例如，他们常常会产生这样的念头："我必须要拿到第一名""我不应该拖延"，等等。

"非好即坏"和"非善即恶"也是焦虑儿童青少年的一种思维方式。在这些儿童青少年看来，在"好"与"坏"或者"善"与"恶"之间，不可能有中间事物存在。例如，他们通常认为，"如果我犯错了，那我一定是个坏孩子"；"如果我今天学不会这个知识，今后无论怎样努力都无法学会"。

焦虑儿童青少年的忧虑等消极思维方式不仅使他们在对未来事物的认知上产生忧虑情绪，还会使其在对过去事物的认知上产生忧虑情绪，导致他们反复回忆往事，由此产生痛苦或者悔恨的情绪。这些消极的思维方式导致儿童青少年过多地将注意力集中到不希望发生的事情上，消耗大量的时间和精力。不仅干扰其正常睡眠，无法放松身心，还会导致身心俱疲（Fucksman，2005）。

焦虑型人格的利弊

焦虑型人格特质的儿童青少年，有其自身的优点。在学习上，他们学习认真努力，勤奋刻苦，在考试中常常能取得好成绩，获取成功的概率比同龄人更高。他们中的大多数人都非常聪明，也极具创造性。在生活中，这些儿童青少年责任心强，做事谨慎，待人友善，很容易与人相处，对朋友忠诚。焦虑型人格特质的儿童青少年也有其缺点。他们遇事优柔寡断，只顾自己的需要，独立性较差，依赖性强。而且在面对陌生人时，他们常常害羞（Fucksman，2005）。

如何识别带有焦虑型人格特质的儿童青少年

焦虑本身具有高内隐性、不易被察觉等特质，而且带有焦虑型人格特质的儿童青少年在家庭和学校中表现良好，因此大多数父母和教师都可能会忽视儿童青少年的焦虑情绪，无法有效识别带有焦虑型人格特质的儿童青少年。为识别儿童青少年是否存在焦虑人格，通常可以从以下几个方面考虑：

1. 与现实严重不符的过度痛苦，如身体症状、愤怒、哭泣等。

2. 过度敏感。

3. 追求完美。

4. 睡眠紊乱，如很难入睡或者时常做噩梦。

5. 责任感过强，如过度关注别人是否因自己而烦恼。

6. 无法集中注意力。

7. 常常因头痛、胃痛等身体原因无法上学。

8. 出现过度逃避行为，如拒绝与人交往、拒绝上学等。

9. 害怕与父母分离。

10. 预期性焦虑，如担心几小时、几天甚至几星期后的事情。

缓解儿童青少年焦虑的方法

儿童青少年可能无法认清焦虑型人格特质为其带来的困扰。但是，父母必须清楚这种人格特质将导致儿童青少年持续处于焦虑和紧张之中，并采取相应的措施减少他们的焦虑感。

焦虑型人格特质有缺点但也有优点。父母不要试图改变儿童青少年的这种人格特质，而是应该注意发现子女人格特质中最不利的方面，鼓励并帮助子女合理应对，找到解决办法。

具体而言，父母应该帮助这些儿童青少年区分必要责任和过度责任，教会他们如何承担责任，如何将时间和精力放到重要的事情上，而且要让他们懂得在必要时请求他人帮助。父母要鼓励这些儿童青少年在不损害自身健康和利益的前提下，尽量把事情做好。父母应该让儿童青少年认识到，凡事只要尽自己最大的努力去完成就可以，不必事事追求完美。每个人都会犯错，要允许自己犯错并且将其当作一次学习的机会。父母应该与儿童青少年一起建立合理且恰当的生活及学习目标，并帮助他们努力实现。而且在必要时，还可以鼓励儿童青少年为自己建立新目标。父母应该让儿童青少年学会正视自己的能力，鼓励他们建立自信和自尊。而且要让他们明白，我们应该批判地看待他人的评价，听取对自己有益的意见和建议。父母应该鼓励儿童青少年释放自己的负性情绪，多与儿童青少年交流沟通，与他们一起学习放松身体的技巧，如练瑜伽、跑步等。父母应该及时且恰当地赞扬儿童青少年的优点，以帮助儿童青少年认识到自身的优点。

参考文献

陈慧,许丹阳,杨智辉. 大学生神经质与智能手机成瘾：序列中介效应分析[J]. 中国临床心理学杂志, 2017,5：888-892.

福克斯曼. 忧虑的孩子：儿童焦虑症的确认和心理康复[M]. 张胜康,译. 成都：四川科学技术出版社. 2005.

许丹阳, 杨智辉, 陈慧. 初中生的自悯在人格、自尊与社会性体格焦虑关系中的中介作用[J]. 中国心理卫生杂志, 2017,10：809-814.

赵鑫,张雅丽,陈玲,周仁来. 人格特质对青少年社交焦虑的影响：情绪调节方式的中介作用[J],中国临床心理学杂志,2014, 6：1057-1061.

第三篇　儿童青少年焦虑的评估与预防

第十章 儿童青少年焦虑的评估

在评估儿童青少年焦虑水平时，有些焦虑儿童青少年为引起关注，可能会夸大其焦虑程度。然而，也有些焦虑儿童青少年因过分担忧和紧张，可能会故意隐瞒自身焦虑水平。因此，采用专业且有效的方法评估儿童青少年焦虑十分重要。在评估儿童青少年焦虑时，除了要仔细观察儿童青少年的外显症状外，还可以结合问卷、投射测验和访谈等多种测量方法，收集儿童青少年情绪反应以及学习功能等多项指标。接下来，本章将主要介绍儿童青少年焦虑的多种测量方法及多项测量指标。

儿童青少年焦虑的评估方法

目前，关于儿童青少年焦虑的测量方法主要包括观察法、测验法和访谈法。其中，观察法是在一定条件下，有计划、有目的、有步骤地对研究对象进行考察，并收集和记录儿童青少年相关资料的方法。尤其对于童年早期的儿童来说，问卷法和访谈法可能无法充分了解其心理状况，也不能确诊其心理问题。因此，观察法是常用的评估童年早期心理问题的方法。

观察法主要包括自然观察、时间取样观察、事件取样观察和量表式观察四种。自然观察是在自然条件下，对观察对象心理与行为的选择、记录和描述，常用于儿童早期的发展研究。时间取样观察是在特定时间内对某一行为出现的频率、表现及持续时间进行观察和记录，其关注的是某一行为出现的频率和在时间分布上的特性。事件取样观察是从被观察者的多种行为中，选择与研究目的直接相关的、有代表性的行为进行观察记录，其重点是该行为发生变化的过程和条件。量表式观察是对时间取样观察和事件取样观察的综合化、详细化和具体化。它把每一行为划分为若干等级，制订量表，并对照量表观察被观察者心理与行为表现的程度。

采用观察法评估儿童青少年焦虑主要是通过观察外显症状来判断其是否患有焦虑以及患有焦虑的严重程度。外显症状主要包括外观、行为姿态、表情、注意力集中程度、哭、笑、吃东西、吸烟、饮酒以及运动等行为。

测验法是指用一套预先经过标准化的问题或量表来测量某种心理品质的方法（彭聃龄，2013）。根据测验结果，不仅可以掌握儿童青少年的发展状况、人格特征以及问题行为，还能制订相应的矫正方案，开展有针对性的干预。目前常用问卷法和投射测验法评估儿童青少年焦虑。其中，常用的问卷或量表主要包括 Spence 儿童焦虑量表（SCAS）、多维儿童焦虑量表（MASC）以及 Zung 焦虑自评量表（SAS）。常用的投射测验主要包括罗夏墨迹测验和绘画测验。

Spence 儿童焦虑量表由 Spence 于 1999 年编制。该量表主要用于测量个体的焦虑程度，也可以作为临床筛查的辅助工具。根据被试在过去一段时间的情况，对各项症状与其符合程度进行评定。该量表既有儿童报告版本也有父母报告版本。其中，儿童报告版本包括 45 个项目，38 个项目用于测量焦虑，主要包括分离焦虑、躯体伤害恐惧、社交恐惧、惊恐障碍、广场恐惧症、强迫-冲动障碍和广泛性焦虑症六个分量表。父母报告版本包括 39 个项目，38 个项目用于测量焦虑。该量表采用四点计分，"从不"计 0 分，"有时"计 1 分，"经常"计 2 分，"总是"计 3 分。总量表分及各分量表分由每个相关项目的原始分相加得到，总分越高表明儿童青少年焦虑水平越高。该量表具有良好的信度和效度，适合在中国儿童青少年群体中使用。因此，该量表常被作为测量儿童青少年焦虑的工具之一。儿童版本的具体项目如表 10-1 所示。

表 10-1　Spence **儿童焦虑量表**

序号	项　目
1	我担心各种事情
2	我怕黑
3	一遇到问题，我的胃部就有不舒服的感觉
4	我感到害怕
5	要我自己一个人待在家里，我会害怕的
6	要考试时，我会感到恐慌
7	我害怕用公共厕所或公共浴室
8	我担心离开父母
9	我怕我会在别人面前出丑
10	我担心我的学校功课会做得很差
11	在同龄孩子中，我很受欢迎
12	我担心家里有人会出事
13	我无缘无故地突然觉得自己好像透不过气来

续表

序号	项　目
14	我必须不断检查自己有没有把事情做好（比如开关关好没有，门锁好没有）
15	如果叫我自己一个人睡觉，我就觉得恐慌
16	早晨去上学对我来说是很苦恼的，因为我感到紧张或害怕
17	我擅长体育运动
18	我怕狗
19	我似乎不能摆脱头脑里一些不好的或愚蠢的想法
20	我遇到问题时，心跳得很快
21	我无缘无故地突然开始颤抖或发抖
22	我担心什么不好的事情会在自己身上发生
23	去看医生或牙医我很恐慌
24	当我遇到问题时，我感到紧张发抖
25	在高处或电梯里我会很恐慌
26	我是个好人
27	我必须去想一些特殊的想法（比如数字或词语）以阻止坏事发生
28	如果我必须乘车（汽车或火车）旅行，我就感到恐慌
29	我担心别人对我怎么想
30	我害怕待在拥挤的地方（如购物中心、电影院、公共汽车、游乐场等）
31	我感到开心
32	根本没有什么原因，突然间我觉得非常恐慌
33	我怕小虫子或蜘蛛
34	无缘无故地，我突然头晕目眩好像要昏倒了

续表

序号	项　目
35	如果我必须在全班同学面前讲话，我就感到害怕
36	没有什么原因，我的心突然跳得太快了
37	我担心即使在没有什么东西可害怕时，自己会突然产生恐慌的感觉
38	我喜欢我自己
39	我害怕待在狭小封闭的地方，比如隧道或小房间
40	有些事情，我必须一遍遍地反复做（比如洗手、打扫卫生，或把东西按照固定的次序放好）
41	我脑子里不好或愚蠢的想法或形象令我困惑不安
42	我必须以特定的恰当方式去做某些事情以阻止坏事的发生
43	我对自己的学校功课引以为豪
44	如果要我离家在外过夜，我会觉得很恐慌
45	还有其他什么你真的很害怕？
	如果有，请把它写下来：＿＿＿＿＿＿＿＿＿＿＿＿＿＿＿＿＿＿
	你时常害怕这个东西吗？

　　多维儿童焦虑量表由 March 等人于 1997 年编制。该量表主要用于评估儿童青少年过去两周内的焦虑状况。量表既有儿童报告版本，也有父母报告版本。量表共 39 个项目，包括躯体症状、伤害逃避、社会焦虑和分离性焦虑四个分量表。采用四点计分，"不符合"计 0 分，"几乎不符合"计 1 分，"有时符合"计 2 分，"常常符合"计 3 分。总量表分及各分量表分由每个相关项目的原始分相加，总分越高，表明儿童青少年焦虑水平越高。该量表具有良好的信度和效度，适合在中国儿童青少年群体中使用。因此，该量表常被作为测量儿童青少年焦虑的工具之一。儿童版本的具体项目如表 10-2 所示。

表10-2　多维儿童焦虑量表

序号	项　　目
1	我感到紧张或神经过敏
2	我常常需要别人的许可
3	我担心别人笑话我
4	当父母不在身边时我感到害怕
5	我对周围保持警惕
6	我感到呼吸困难
7	去露营的主意使我很害怕
8	我变得发抖或者心绪不宁
9	我试图待在爸爸或妈妈身边
10	我害怕别的孩子嘲笑我
11	我努力去服从父母和老师的要求
12	我有眩晕或变得虚弱的感觉
13	做事前，我小心慎重
14	上课时，我担心会被提问
15	我容易受到惊吓
16	我害怕别人认为我是愚蠢的
17	在晚上，我要亮着灯睡
18	我的胸口疼痛
19	我避免去我的家人不在的地方
20	我感到陌生、怪异或不真实
21	我试图去做一些别人会喜欢的事情
22	我担心别人会怎样想我
23	我避免看恐怖的电影和电视

续表

序号	项目
24	我的心跳过快
25	我远离使我烦心的事情
26	我睡觉时要家人陪伴
27	我感到不安和紧张到快要崩溃了
28	我尽力去把每件事做得完美
29	我担心做愚蠢或尴尬的事情
30	我害怕乘坐公共汽车或轿车
31	我感到我的胃有毛病
32	如果我变得心烦或害怕，我会立刻让别人知道
33	如果我必须在公众面前发言，我会变得紧张
34	坏天气、黑暗、高处、动物或者小虫子会使我害怕
35	我的手发抖
36	我进行检查以确定事情是安全的
37	邀请别的孩子和我一起玩耍，对我来说是件困难的事情
38	我感到我的手出汗或发冷
39	我感到害羞

Zung 焦虑自评量表由 Zung 于 1971 年编制。该量表主要用于测量个体的焦虑程度及在治疗过程中焦虑程度的变化状况，不能用于临床筛查。被试根据自己在过去 1 周内的情况，对各项症状出现的频率进行评定。该量表共包含 20 个项目，采用 4 点评分，"没有或很少时间"计 1 分，"少部分时间"计 2 分，"相当多时间"计 3 分，"绝大部分时间或全部时间"计 4 分。在 20 个项目中，5 个项目需要反向计分。所有项目得分相加则为粗分，用粗分乘以 1.25 以后取整数部分，

得到标准分。分数越高，个体焦虑水平越高。参照中国常模结果，焦虑自评量表总粗分的正常上限为 40 分，标准分为 50 分。其中标准分 50～59 分为轻度，60～69 分为中度，≥70 分为重度。量表具有较好的信度和效度，能够较准确地测量有焦虑倾向精神疾病患者的主观感受。因此，该量表常被当作了解个体焦虑水平的自评工具之一。具体项目如表 10-3 所示。

表 10-3　焦虑自评量表

序号	项　目
1	我觉得比平常容易紧张和着急
2	我无缘无故地感到害怕
3	我容易心里烦乱或觉得惊恐
4	我觉得我可能将要发疯
5	我觉得一切都很好，也不会发生什么不幸
6	我手脚发抖打颤
7	我因为头疼、颈痛和背痛而苦恼
8	我感觉容易衰弱和疲乏
9	我觉得心平气和，并且容易安静地坐着
10	我觉得心跳很快
11	我因为一阵阵头晕而苦恼
12	我有晕倒发作或觉得要晕倒的感觉
13	我呼气吸气都感到很容易
14	我手脚麻木和刺痛
15	我因为胃痛和消化不良而苦恼
16	我常常要小便
17	我的手常常是干燥温暖的

续表

序号	项　目
18	我脸红发热
19	我容易入睡并且一夜睡得很好
20	我做噩梦

作为目前使用较为广泛的墨迹测验，罗夏墨迹测验是一种非结构化的测量工具，其主要用于评估人格结构、诊断心理问题以及设计心理治疗方案。该测验材料为 10 张对称的墨迹图片，每张图片宽 5 英寸、长 9 英寸。其中包括 5 张黑色和白色图片，2 张红色和灰色图片，其余 3 张为彩色图片。

罗夏墨迹测验共包括自由反应、质疑和限界测定三个阶段。在自由反应阶段，测验者首先向被测者说明测验的意义。然后按照一定的顺序将图片依次呈现给被测者。施测者向被测者提问："这可能是什么？"在被测者陈述过程中，施测者不应打断，也不应再继续提问，只需详细记录被测者的反应。一张图片反应完后，施测者取回图片并将下一张图片交给被测者。被测者可以旋转移动图片。在质疑阶段，施测者主要帮助被测者明确其在上一阶段的反应是根据图片的哪些内容做出的。其过程与自由反应阶段一致。有时，被测者的反应与大多数人不一致，这就需要施测者在限界测定阶段向被测者直接提问，例如"我们的测验马上就结束，请再看一下图片Ⅰ，有人认为这是一只蝙蝠，你觉得呢"（柳菁，2001）。

罗夏墨迹测验的评分过程相当复杂且耗时。在对罗夏墨迹测验评分时，评分者首先要识别出被测者在这个测验上每个反应的反应领域、决定因素以及内容。反应领域是指被测者对墨迹图的哪一部分进行反应。评分中可能包含的部分有整体墨迹、墨迹的不同部分以及墨迹中间的白色背景部分等。决定因素即被测者根据墨迹图的哪一方面特质做出反应。决定因素主要包括墨迹的形式或形状、运动、明暗质地以及所使用的颜色等。内容即被测者报告在墨迹图上看到的信息。在评分中，内容被认为是最不重要的变量。然而，罗夏墨迹测验的使用者关于不同类型的反应该如何评分的问题并未达成一致。为解决这一问题，人们建立了各种不同的评分系统。但是由于各评分系统之间的差异，同样的数据常会得到不同的解释（张娜 等，2006）。

在罗夏墨迹测验的解释过程中，需要考虑被测者各个反应间的相互联系。在为每个被测者建立解释图时，还需要了解每类反应的数量以及各种不同的反应比率。因此，该测验中最重要的变异源是被测者的总反应数量。被测者对墨迹图的反应数量将影响评分者对结论的解释。随着被测者反应数量的增加，做出解释性的结论可利用的数据量也随之增加。尽管有研究者认为应该对被测者的反应数量加以控制，但是大部分研究者考虑到该测验的个性化特征均拒绝限制被测者的反应（张娜 等，2006）。

在分析被测者反应间的关系时，研究者设计了一些诊断模式。例如，使用颜色暗示着情绪的出现，运动暗示着想象，在总反应中运动反应的比率暗示着成就，反应所需时间暗示了焦虑状况。另外，特定类别的结合使用可以诊断为情绪障碍，如神经症、精神疾病以及脑损伤等（张娜 等，2006）。

虽然从心理测量学的角度讲，罗夏墨迹测验的信度和效度都未能满足人格测量所严格要求的标准，但是该测验依旧被广泛应用于临床实践。例如，有研究发现，罗夏墨迹测验能对抑郁、强迫症状以及过度警觉等心理问题做出有效诊断，且准确率在80%以上（Exner，1991）。另外，也有研究表明，罗夏墨迹测验能够准确评估青少年情绪障碍（屠荣生 等，2010）。据此，我们认为罗夏墨迹测验可以作为诊断儿童青少年焦虑的一种有效工具。

绘画测验作为一种测量工具，其依据的原理是弗洛伊德的精神分析理论。该理论假设绘画作品能够投射出个人的智力、情感、行为、人格以及社会化等一系列心理特征。最早的绘画测验是画人智力测验，由美国明尼苏达大学发展心理学家古德纳夫于 1926 年创造。因该测验简单、实用、科学且能激发儿童兴趣等优点，一直被广泛应用。随着研究者对绘画测验研究的深入，其也被逐渐用于评估个体和团体心理健康水平，为心理疾病或精神障碍诊断提供参考依据，对潜在的心理危机进行评估和干预（严虎，2016）。

既往研究对绘画测验的内容进行了详细说明。房屋代表个体的家庭状况或对家庭成员的情感和态度；人代表个体的自我形象以及与他人相处的模式；树代表个体的自我形象；树根代表与现实的关系，树干代表自我的力量，树枝和叶子代表与周围环境互动的能力，树结代表创伤性事件（Ramirez，1983；张同延，2007）。此外，处于不同情绪状态下的个体，其呈现绘画作品的特征存在差异。例如，个体通常会通过树的大小而非颜色表达其悲伤或快乐情绪。存在社交焦虑儿童青少年的绘画中更可能会呈现云朵、缺少双手、月亮、地平线、下雨雪花、人物闭口、鸟儿、房屋门较小等特征（严虎 等，2013）。

研究表明，绘画测验具有良好的信效度。国外研究者对绘画测验的评分者一致性信度和重测信度进行检验并发现，该测验的评分者一致性信度和重测信度均较高，而且重测信度比评分者一致性信度稍高。这表明个体在绘画时能够表现出稳定的绘画特征，评分者能够依据客观标准对这些特征进行辨别（Lehner et al.，1952）。国内研究者在对抑郁症儿童的研究中发现，绘画测验的评分者一致性信度较高，可达到0.898（梁馨月，2009）。此外，有研究者采用绘画测验与其他量表相结合的方式评价其信效度。例如，对大学生进行绘画测验和症状自评量表测验后发现，在大学生心理健康筛查上，绘画测验与症状自评量表测验作用基本相当，而且绘画测验对焦虑水平较高人群的检出率更高，两者结合使用能够增加筛查的准确性。另外，考虑到绘画测验简便易行，耗时较短，对学历要求低，能够激发儿童青少年兴趣等优点，其可以作为评估儿童青少年焦虑的一种有效工具（严虎 等，2016）。

访谈法是访谈者在与访谈对象进行口头交流的过程中，了解和收集其心理特质和行为资料的一种研究方法。访谈前，访谈者要充分熟悉访谈内容，尽可能了解访谈对象的背景信息，根据访谈对象的年龄及语言发展水平，选择合适的时间和地点，采用恰当的语言表达方式。正式访谈前，访谈者应先与访谈对象接触，消除陌生感，营造合作、友好的交谈氛围。在访谈过程中，访谈者一定要注意采用恰当的提问方式，以让访谈对象表达自己的真实想法。对于访谈的记录，可以现场少记、事后多记，也可以边交谈、边观察、边记录，及时捕捉能代表访谈对象心理的信息。相对于观察法，访谈法能获得关于访谈对象心理特征的更多、更有价值以及更深层的信息。相对于问卷法，访谈法适用于所有具有口头表达能力的不同文化程度者，其效率更高。

目前，常用于评估儿童青少年焦虑的访谈工具是 DSM-5 焦虑障碍的晤谈手册（ADIS-C/P；Silverman et al.，1996）。该晤谈手册分为儿童版和父母版，可以通过对儿童青少年和父母的半结构化访谈诊断儿童青少年的焦虑状况。符合症状诊断标准的儿童青少年，根据其症状的临床严重程度进行评分，从"完全没有焦虑障碍"到"严重焦虑障碍"，分别计 0~8 分。既符合症状标准且严重程度为 4 或以上的儿童青少年才被认为符合临床诊断标准。已有研究证实，该晤谈手册具有良好的心理测量学特征和对治疗相关变化的敏感性。

儿童青少年焦虑的评估指标

在评估儿童青少年焦虑时，除了可以直接测量其焦虑水平，也可以通过对其他相关指标的测量来间接评估儿童青少年焦虑。其中，常用于评估儿童青少年焦虑的间接指标主要包括生理指标以及学习功能相关指标。研究者可以通过测量生命体征及自主神经系统功能状况，如呼吸、脉搏、心跳、排泄和食欲等了解儿童青少年的焦虑状况。此外，可以通过测量儿童青少年学习成绩和学校适应等学习功能指标间接了解儿童青少年的焦虑状况。

教师-儿童评定量表（Teacher-Child Rating Scale，TCRS）由Hightower 等人于 1986 年编制。该量表主要用于评价中小学生的适应问题与适应能力。其中，学校适应问题量表共 32 个题目，主要包括任务取向、行为控制、自表能力以及同辈社交能力四个分量表。其中，任务取向主要测量儿童青少年在完成与学校相关任务时的能力水平；行为控制主要测量儿童青少年忍受和适应学校环境强加的或孩子自身限制的能力；自表能力主要测量儿童青少年人际功能状况以及与同辈交往的信心状况；同辈社交能力主要测量儿童青少年在同辈中受欢迎程度以及与同辈的互动状况。量表采用 5 点计分，"非常不同意"计 1 分，"不太同意"计 2 分，"一般"计 3 分，"比较同意"计 4 分，"非常同意"计 5 分。每个分量表得分为（28 道消极项目得分之和+4道积极项目得分之和），四个量表得分相加即学校适应总分。总分越高表明儿童青少年学校适应越好。既有研究证实，该量表具有较好的信效度，能够较准确地测量儿童青少年的学校适应状况。因此，该量表常被当作了解儿童青少年的学校适应状况的工具之一。量表的具体项目如表 10-4 所示。

表 10-4　教师-儿童评定量表

序号	项　目
1	自觉主动地学习
2	打扰他人学习
3	积极参加课堂讨论
4	缺乏与同龄人交往的社交技能
5	听讲有困难
6	能接受强加的限制
7	退避，离群
8	很容易交到朋友
9	即使有事分心也干得不错
10	对同学过于好斗
11	在群体压力下能捍卫自己的观点
12	其他孩子避免和这个孩子在一起
13	成绩差（没有尽力去学）
14	能忍受挫折
15	焦虑，担忧
16	同学喜欢坐在他身边
17	没有大人帮助也做得很出色
18	不服管，固执，犟嘴
19	乐于表达意见
20	与同龄人交往有困难
21	学习动机不强
22	善于应对失败
23	不安，害怕，紧张

续表

序号	项目
24	有很多朋友
25	能按时完成作业
26	在课堂上捣乱
27	做领头人时表现得轻松自如
28	其他孩子不喜欢这个孩子
29	注意力不集中，容易分心
30	能接受不如意的情况
31	不表达情感
32	很受同学喜欢

参考文献

Exner J E. The rorschach a comprehensive system[M]. New York：John Wiley and Sons Inc,1991.

Hightower A D, Work W C, Cohen E L, , et al. The teacher-child rating scale：A brief objective measure of elementary children's school problem behaviours and competences[J]. School Psychology Review,1986,15(3)：393-409.

Ramirez C. Drawing out resistance：The use of the House-Tree-Person test to facilitate communication in verbal therapy groups[J]. Group,1983,7(3)：441.

严虎, 陈晋东. 青少年交往焦虑绘画特征的研究[J]. 神经疾病与精神卫生, 2013,13(2)：184-186.

张同延, 张涵诗. 揭开你人格的秘密——房、树、人绘图心理测验[M]. 北京：中国文联出版社,2007.

严虎,陈晋东.绘画分析与心理治疗手册:第3版[M].长沙:中南大学出版社有限责任公司,2019.

屠荣生,原蓉霞.罗夏墨迹测验用于大学生情绪障碍心理诊断的实证研究[J].石河子大学学报(自然科学版),2010,28(4):474-477.

墨菲,大卫夏弗.心理测验:原理和应用:第6版[M].张娜,等译.上海:上海社会科学院出版社,2006.

柳菁.罗夏墨迹测验综合体系在中国心理临床中的应用及实践探索[D].华东师范大学,2001.

第十一章 儿童青少年焦虑的预防

焦虑是儿童青少年最常见的情绪问题。以往研究多采用心理治疗与药物治疗等方法对儿童青少年焦虑进行干预，而且当前关于儿童青少年焦虑的干预效果研究取得重大进展。其实，焦虑研究最可喜的发展在于预防而非干预。在明确焦虑的发病年龄及原因后，及时对焦虑进行预防，从其产生的源头上加以阻止，这不仅能够促进儿童青少年积极发展，也能够缓解焦虑的发生发展为家庭及社会带来的沉重负担。接下来，本章将从焦虑预防的最佳时间、预防方式、参与预防的主体以及预防内容等方面详细介绍如何对儿童青少年焦虑进行有效预防。

儿童青少年焦虑预防模式中存在的问题

焦虑多发病于童年期和青少年期。这一时期的焦虑问题若得不到有效解决，则可能会一直持续到成年期，严重影响个体成年后的正常生活。因此，儿童期和青少年期是焦虑干预的关键时期，也是对其进行预防的最佳时期（Seligman et al., 1999；McNally et al., 2001）。

目前，既有研究虽然对儿童青少年焦虑的预防模式进行了不懈探索，但是仍然存在一些问题。首先，在预防观念上存在"头疼医头，脚疼医脚"的问题。多数研究主要针对儿童青少年焦虑的可能表现形式进行预防，较少从其源头入手，系统、全面地开展预防工作。其次，在预防对象上，主要针对儿童青少年本人，却忽视了对整个家庭、学校、社区以及社会的关注。其次，在预防方式上，研究者主要根据自身特长和兴趣选择预防方法对儿童青少年实施预防，未能根据焦虑类型选择有针对性和系统性的预防方法。最后，在预防效果的评估上，只重视儿童青少年的自我报告，未能将父母、教师以及同伴等重要他人报告纳入评估范围，而且也缺乏对预防后续效果的长期跟踪研究。因此，今后在预防儿童青少年焦虑的过程中，要尽量避免上述问题，探索有效的预防方法。

儿童青少年焦虑预防模式的探索

在预防儿童青少年焦虑时，首先要查明与儿童青少年焦虑有关的风险因素，并从源头上将其切断。

其次，在预防对象上，除了从儿童青少年自身着手对其进行多种形式的预防外，也要注意对其所处的家庭、学校及社区开展适当的预防工作。例如，对其父母进行教养技能、良好亲子关系建立等方面的指导和培训；开展改善其所在班级、学校的学习和人际环境的团体辅导活动，并对物理环境提出改进建议；对其所在社区乃至整个社会的自然环境提出改进建议。

再次，在预防内容上，应该以"生物-心理-社会-环境"的生态模式为指导，既要从儿童青少年自身特征入手，开展针对其认知方式的预防工作，也要重视儿童青少年所处的家庭环境、学校环境、社会环境以及自然环境对其焦虑的影响，并及时从家庭、学校、社会以及自然环境着手，进行合理有效的预防工作。另外，在预防方式上，除开展个体治疗预防儿童青少年焦虑外，也可以开展团体治疗来预防。

最后，在预防效果的评估上，既要让儿童青少年自己报告其心理健康状况，也要让父母、教师以及同伴对儿童青少年的学习和行为表现进行评估。另外，在预防结束半年和一年以后，要及时进行回访，确保预防效果的长期性。

预防儿童青少年焦虑的认知偏向矫正训练

儿童青少年焦虑与其自身特征、家庭环境、学校环境以及周围自然环境密不可分。因此，儿童青少年焦虑的预防也主要从以上四个方面开展。对儿童青少年自身而言，主要是对其认知过程进行矫正，其中包括注意偏向矫正、解释偏向矫正和记忆偏向矫正。注意偏向矫正训练预防焦虑障碍的原理是，个体对负性刺激的注意偏向导致了焦虑症状，如果使得探测信息始终出现在中性和正性刺激的位置，这样多次训练之后就能让个体更多地注意中性和正性刺激而忽视负性刺激，由此降低甚至消除对负性刺激的注意偏向，切断焦虑长期持续所需的大量的、不断的负性刺激信息输入，从而在源头上阻止焦虑发生、发展。

预防儿童青少年焦虑的注意偏向矫正训练主要包括两部分：第一部分，了解儿童青少年注意偏向的基本特点；第二部分，实施注意偏向矫正训练。具体实施过程如下：

考察儿童青少年注意偏向的基本特点。通过问卷调查和临床访谈，选取有焦虑倾向但未发展成焦虑障碍和无焦虑倾向的儿童青少年各60名，年龄在7～18岁。采用2×2×2三因素混合实验设计。组间变量为被试类别（焦虑倾向组、对照组），组内变量为刺激材料特征（与焦虑相关的目标刺激、与焦虑无关的控制刺激）与材料类型（文字或图片）。因变量为被试的反应时。为使被试熟悉实验流程，正式实验开始前进行 6 次练习。实验任务用 E-prime 软件编写。实验时，目标刺激和控制刺激随机呈现。反应原则为目标刺激在左，则按 F，目标刺激在右，则按 J。实验分为两个单元：第一单元刺激材料类型为文字，第二单元刺激材料类型为图片。两部分的实验程序基本一致。在实验过程中，焦虑相关词语与无关词语配对出现，共包括 20 对，每对将在实验中随机出现两次，共计呈现 40 个配对词语。探测刺激"∗"随机地呈现在任意长方形框中。第一单元结束后，被试休息 5 分钟再进入第二单元。每个配对词语的具体流程如图 11-1 所示。

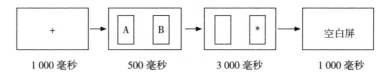

图 11-1　实验材料

儿童青少年注意偏向矫正训练。首先，我们查阅与儿童青少年焦虑相关的文献，了解青少年身心发展的特点及常见焦虑类型，并征求儿童青少年心理健康专家的意见，以期为注意偏向矫正训练在线系统的设计与开发提供参考。该系统的干预材料以图片为主，加以词汇辅助，方案设计使探测信息始终出现在中性和正性刺激上，以改变儿童青少年在认知早期对危险刺激的注意偏向，在线技术采用 ASP 动态网页技术和 SQL 数据库技术构建网站，并加以 FLASH 等多媒体辅助。该系统主要包括以下五个模块：

● 系统熟悉：向用户介绍系统的特点和使用方法，并引导用户进行注册和提供必要的个人信息。

● 基线测试：通过对用户进行各类刺激材料的基线测试以确定用

户的焦虑类型和引发焦虑的对象，以便在之后的强化矫正过程中使用与用户的焦虑内容最为贴切的干预材料。

- 自我了解：用户完成与焦虑相关的问卷调查，并采用图表的形式，将其与之前基线测试的结果反馈给用户，以增加其对自身焦虑状况的了解。采用有关焦虑内容和特点的问卷调查，并根据基线测试的结果，运用图表的方式对用户进行有针对性的反馈，增强其对自身焦虑情况的认识和觉察。

- 强化矫正训练：通过大量的训练来矫正用户的注意偏向，并适当地给予强化和鼓励，使之能够持坚持完成矫正训练。

- 追踪测查：在用户完成在线系统矫正之后的一段时间内，用户可以登录在线系统并进行后续的追踪测试和调查，并得到相应的追踪调查反馈报告，以帮助个体更清楚地了解自己的焦虑状况。

针对儿童青少年焦虑的在线系统设计完成之后，将邀请临床心理学家、青少年心理健康专家及计算机程序设计和网络设计专家对在线系统方案进行讨论和改进。此外，还将招募高焦虑青少年对网络在线系统进行试用，对出现的问题及解决方法进行记录和整理；在试用之后进行访谈，了解其对该系统的意见和建议，并加以改进。

预防儿童青少年焦虑的解释偏向矫正训练主要包括两部分：第一部分，了解儿童青少年解释偏向的基本特点；第二部分，实施解释偏向矫正训练。具体实施过程如下（以公众演讲倾向儿童青少年解释偏向矫正训练为例）：

考察儿童青少年解释偏向基本特点。通过问卷调查和临床访谈，选取有公众演讲焦虑倾向但未发展成焦虑障碍和无公众演讲焦虑倾向的儿童青少年各 60 名，年龄在 7～18 岁。采用 2×2×2 三因素的混合实验设计。组间变量为被试类别（焦虑倾向组、对照组），组内变量为情境类型（与社交相关情境、与社交不相关情境）和解释类型（积极解释、消极解释）。因变量为被试对情境发生可能性的评分。实验材料为 40 个模拟情境，被试需根据情境发生的可能性进行评分。采用 6 点评分，1 为发生可能性最低，6 为发生可能性最大。

儿童青少年解释偏向矫正训练。选取有公众演讲焦虑倾向但未发展成焦虑障碍的儿童青少年 60 名，分为实验组和对照组。对实验组共进行四次解释偏向矫正训练，每周两次，分为四个阶段：

第一阶段，在解释偏向矫正训练前，让被试填写"演说者信心自评量表"并测量脉搏和血压等生理指标作为基线值。然后用 3 分钟即兴模拟演讲的方式唤起被试的公众演讲情绪。演讲题目通过抽签决定。被试在 1 分钟准备时间后，进行 3 分钟的即兴演讲。在模拟演讲前（1 分钟准备后）和模拟演讲后（3 分钟即兴演讲后）再次测量被试的脉搏和血压等生理指标。

第二阶段和第三阶段，均进行解释偏向矫正训练。解释偏向矫正训练程序如下：

用 E-prime1.1 软件编制电脑实验程序。实验开始时，先在电脑屏幕中央呈现注视点"+"500 毫秒，然后屏幕上呈现一个与公众演讲有关的歧义性句子。被试按任意键后屏幕中央会呈现对该句子的积极解释或者消极解释，持续 500 毫秒。若被试认为屏幕上呈现的解释正确，即按"J"键；认为解释不正确，即按"F"键。按键后屏幕上会给出反馈，如果被试接受积极解释（拒绝消极解释），反馈为"你是正确的"，反之如果被试拒绝积极解释（接受消极解释），反馈为"你是错误的"。每次共进行 100 次。具体流程如下：

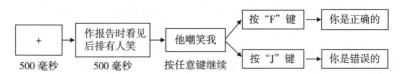

第四阶段，首先测量被试的脉搏和血压等生理指标，然后进行最后一次解释偏向矫正训练。解释偏向矫正训练结束后用模拟演讲的方式唤起被试的公众演讲情绪，测量其在模拟演讲前和模拟演讲后的脉搏和血压等生理指标，并再次填写"演说者信心自评量表"。

预防儿童青少年焦虑的家庭模式

家庭作为儿童青少年成长的重要环境，父母情绪、教养行为等家庭因素与儿童青少年焦虑的发生、发展密切相关。因此，家庭在儿童青少年焦虑的预防中起着至关重要的作用。近年来，家庭认知行为疗法逐渐受到研究者重视，并开始用于儿童青少年焦虑的干预和预防工作中。家庭认知行为治疗是指在家庭中由父母实施认知行为技术对儿童青少年进行治疗。在家庭认知行为治疗后，不仅儿童青少年的焦虑能够得到明显缓解，而且父母的情绪水平、教养以及亲子沟通技能也显著改善。

家庭认知行为治疗预防儿童青少年焦虑的具体实施方案是：对儿童青少年及其父母开展为期 16 周的会谈，每周一次，每次 60 ~ 80 分钟。在开始每次会谈时，治疗师首先与儿童青少年进行 15 ~ 30 分钟的会谈；其次，对父母进行 25 ~ 30 分钟的培训；最后，进行 10 ~ 15 分钟的家庭会议。治疗师与儿童青少年的会谈主要包括两部分：第一部分（前八次会谈）的主要内容是教他们学会应对焦虑的方法和技术。例如，放松训练、自我奖励和重新评估恐惧情境的危险性等方法。第二部分（后八次会谈）的主要内容是治疗师引导儿童青少年在焦虑情境中练习使用焦虑应对技能。治疗师对父母培训时主要是帮助他们掌握与儿童青少年的沟通技巧。例如，在儿童青少年犹豫不决时

为他们提供建议的技巧；允许儿童青少年犯错并给予他们改正的机
会；接受儿童青少年的不良情绪并帮助他们学习自助技能（Wood et
al.，2006）。会谈结束后以及结束后一个月对儿童青少年焦虑水平进
行评估。

在家庭中预防儿童青少年焦虑，除了可以进行家庭认知行为治疗
外，父母也要注意从日常生活着手，预防儿童青少年焦虑的产生。

在家庭中父母应制订详细且合理的家庭责任计划，明确父母应该
承担的家庭责任，为儿童青少年创造和谐、稳定的生活环境。亲子间
的身体接触以及强烈的情感联系，是保证亲子间建立积极且亲密关系
的关键。在父母离异时，如果父母能继续维持与儿童青少年的亲密关
系，将有助于消除离异带来的负面影响。儿童青少年通常会将父母当
作榜样，并模仿父母的行为。因此，父母要时刻注意自身的行为方式
及态度，努力为子女树立良好的榜样角色。父母应该帮助子女强化其
精神信仰，让有焦虑情绪的子女完成在精神信仰及宗教信仰上的自我
认同，借助上帝或其他具有强大力量的象征物可以强化未成年人的安
全感，某些个人信仰还可以有效地抑制未成年人的焦虑情绪。父母应
该与儿童青少年一起讨论制订约束子女行为合理的方案，以便用明确
的规范影响子女行为。父母一定要避免对儿童青少年实施体罚、威胁
以及严重行为剥夺等可能会导致儿童青少年产生焦虑、恐惧以及身体
损伤的约束行为。父母应该多与儿童青少年沟通交流，并学会倾听。
当与子女讲话时眼睛一定要看着对方，在与子女交流时，要让自己的
身体与他们处在同一高度。例如，父母可以坐在地板上与刚学步的幼
儿讲话，父母也可以坐在椅子上同儿童交谈。父母要经常同儿童青少
年保持身体接触，充满爱意的触摸或者热情拥抱的效果能胜过千言万
语。父母应该教会子女养成良好的生活习惯，进行有规律的身体锻

炼，适当进食和补充营养，并养成良好的睡眠习惯。父母应该注意帮助儿童青少年消除紧张情绪，教会他们一些减少紧张情绪的有效方法。

预防儿童青少年焦虑的学校模式

儿童青少年焦虑的发生发展与其所在学校环境密不可分。因此，学校也需要采取有效的措施以预防儿童青少年焦虑。Barrett（1995）开发出 Friends 项目以预防和缓解社区儿童青少年的焦虑问题。已有研究发现，Friends 项目能够有效预防儿童青少年的焦虑问题。该项目的主要核心内容是由学校教师以课程的形式向全体学生实施干预，共包括 10 次课程，每周一次，每次一小时。课程内容主要包括教会儿童青少年一些认知策略、完成暴露任务以及学习放松技术等。另外，该项目还包括父母训练和同伴训练两个提升阶段。让父母参与训练过程，并在训练结束后及时强化儿童青少年新习得的技能，同时，也鼓励和引导儿童青少年广泛交友，提高他们的社交技能（Lowry-Webster et al.，2001）。

此外，学校中的按分数评等级也是导致儿童青少年焦虑发生的学校因素之一。因此，要预防儿童青少年焦虑问题需要学校尽量避免只按照考试成绩评价学生，而应该对学生某一时间段的整体学业成就和进步表现进行有效评价。例如，教师可以根据一些指标，采用写评语的方式来评价学生在学习、人际等各方面的表现。评语是教师对学生在校表现的较客观评价，它可以使学生明确其还有哪些可以挖掘的潜能，也可以使学生更好地把握自身的优点和缺点，更全面地认识自己，可以清楚地了解学校和教师对他们的期望，进而强化学习动机，做出相应的改变，预防焦虑问题。

另一种预防儿童青少年焦虑问题的方法就是采用综合评价法。综合评价的内容可以包括写作、数学、绘画和音乐等。这种评价方式能够表现出每个学生特有的学习兴趣和学习能力，也能够让每个学生以个性化方式展现自己的学业成就。

由于儿童青少年焦虑的产生与社会技能缺乏有关，学校可以安排相应的生活技能学习课程，帮助他们提高生活技能。在这类课程中，大致应该涵盖的内容主要有果断处理问题的技能、解决冲突矛盾的技能、倾听技能、合理表达意见的技能、与他人达成一致意见的技能以及遵守公平竞争原则的技能等。好的课程可以锻炼儿童青少年的生活技能，培养他们对现实生活中一些事情的理解力和容忍力。此外，学校应该合理安排音乐、艺术、戏剧、体育课程以及其他趣味性强的课外活动课程。在课外活动课程中，学生可以发挥自身的聪明才智，可以提高人际沟通能力和问题解决能力，而且对学业成绩的提高也有一定的帮助。

家长是学校的工作伙伴，家校合作对预防儿童青少年焦虑发生，乃至促进其积极发展具有关键作用。教师可以让家长参与教学工作，参与教学设计和课堂教学活动，并提出有价值的建议和意见，为配合学校教育创造良好的家庭环境。家校合作也可以使儿童青少年与父母的亲密关系延续到学校中，这对于他们自信心的建立以及焦虑情绪的预防极为重要。

最后需要指出的是，安全舒适的学校环境也是预防儿童青少年焦虑发生的关键。学校和教师应该努力营造积极、安全、和谐的校园环境和学习氛围，进而促进儿童青少年积极发展。

预防儿童青少年焦虑的生态模式

传统的"生物-心理-社会"模式强调个体的心理健康与生理因素、个体自身因素以及社会环境有关。近年来兴起的"生物-心理-环境"模式，不仅注意到个体健康与生理、自身以及社会因素的关系，同时也强调个体生存的自然环境对其心理健康的影响。既往的实证研究也表明，自然环境是影响个体焦虑等心理健康问题的重要因素。与自然环境接触较多的儿童青少年心理健康水平较高，相反长时间与自然疏远隔离将导致儿童青少年焦虑等心理健康问题。因此，增加儿童青少年与自然的接触是预防其焦虑的重要途径之一。

目前，园艺疗法以操作简单、实施方便等特点逐渐得到研究者关注，并将其应用于儿童青少年焦虑的预防与干预研究中。园艺疗法是指让个体与植物及其生长环境的接触，使个体的身心健康水平得以恢复和提升的有效方法。在园艺操作活动中，个体的压力感和紧张感得以缓解，自我效能感及成就感得以提升，身体机能得到改善。有研究者发现，园艺疗法能够有效缓解儿童青少年焦虑。相似地，其对儿童青少年焦虑的预防也同样有效。

采用园艺疗法预防儿童青少年焦虑的具体方案是，选取有焦虑倾向但尚未发展成焦虑障碍的儿童青少年30名，年龄在7～18岁。对儿童青少年开展为期8周的园艺操作活动，每周一次，每次90～120分钟。园艺操作活动包括两个部分和三个阶段。两个部分是指团体活动部分和个体成长记录部分。三个阶段是指建立关系阶段（第一次）、园艺活动阶段（第二次至第七次）和分享结束阶段（第八次）。个体成长记录以个人成长日志的形式进行，被试需要在早、中、晚任选一个时间段，记录植物的生长变化和个人的心情变化，可以采用文字、绘画和拍照三种记录形式。干预前和干预后均对儿童青少年的焦虑水平进行评估。园艺操作活动的具体实施方案如表 11-1 所示，具体活动内容如表 11-2 所示。

表 11-1　园艺疗法预防儿童青少年焦虑的活动方案

次数	活动主题	活动内容	活动目标
1	绿色碰碰"你我他"	（1）园艺疗法介绍 （2）园艺小田相识（苹果与凤梨、绳结游戏） （3）自我发现——"我塑我身" （4）总结及下次活动说明	（1）适应环境、了解活动 （2）建立团体关系，以提供社会支持，增强归属感 （3）缓解紧张与焦虑感，建立与植物的内在联结
2	蛋盒育生命	（1）重忆自然名 （2）团队契约 （3）蛋盒种子育苗 （4）种子成长畅想绘 （5）总结及绿色成长日志说明	（1）建立团体规范 （2）提高注意的执行与控制功能：协助学生记忆种植顺序与技能、提高专注度、理性制作种子照顾计划 （3）增强自我效能感，降低焦虑

续表

次数	活动主题	活动内容	活动目标
3	一花一世界	（1）大树、蝗虫与暴雨（热身） （2）成长日志分享与讨论 （3）丛林探秘大比拼 （4）猜猜我是谁 （5）总结及任务布置	（1）提高注意执行功能与控制：学习更好地做决定并开发学生的创造性 （2）促进学生对绿色环境的美好关注与期待，协助其客观认识焦虑，并赋予其积极意义
4	小苗搬家	（1）趣味猜拳 （2）蔬菜搬新家 （3）蔬菜盆栽领养 （4）菜宠修炼秘籍分享 （5）总结及任务布置	（1）提高注意的定向与抑制功能：学会更好地集中注意力和控制言行 （2）增强注意的执行控制：学习更好地做计划并完成计划 （3）打破舒适圈，改善焦虑：学习蔬菜养护知识，了解多种问题解决方法
5	我爱我园	（1）快乐搓手+趣味手指加减 （2）成长日志分享与三周生活讨论 （3）间苗+除草 （4）水培绿萝生态瓶制作 （5）有机肥制作 （6）总结及任务布置	（1）减少注意失败：激发兴趣、学会取舍 （2）提高定向与抑制能力：学习新的园艺操作技能

续表

次数	活动主题	活动内容	活动目标
6	留住自然之美	（1）大风吹 （2）成长日志分享与讨论 （3）植物拓印 （4）总结及任务布置	（1）增强注意的定向与抑制：学习新的园艺操作技能，并观察别人的反应 （2）学习表达自我情绪，真实面对焦虑
7	听见自然之声	（1）盲行热身 （2）成长日志分享 （3）听见自然之声——静听活动、总结与分享	（1）增强注意的定向与抑制：通过专注于静听，提高注意的集中性 （2）发掘新的感官世界，用声音认识世界，缓解焦虑情绪
8	收获之际	（1）绿色成长回顾和我的成长故事 （2）头脑风暴 （3）整体活动总结 （4）代金币兑换 （5）成长日志回收 （6）活动后评估及总结 （7）访谈安排	（1）唤起回忆、强化活动效果 （2）结束活动、安排访谈

表 11-2 初中生园艺疗法团辅方案

团体名称："绿色王国"园艺疗法活动

团体目标：1. 协助成员改善注意力；2. 协助成员减轻焦虑

团体性质：结构式、发展性团体

团体对象：山东聊城市初中 1—3 年级

团体人数：5 人，指导者 1 名

成员召集方式：初中生自愿报名进行筛选

单元一 绿色碰碰"你我他"

单元目标：

1. 适应环境、了解活动

2. 建立团体关系，以提供社会支持，增强归属感

3. 减少紧张感与焦虑感，建立与植物的内在联结，对自我和焦虑情绪进行初步了解

活动时间	×××	活动场地	农家院、活动室	指导者	×××
活动项目	活动时长	内 容			工 具
活动介绍及问卷填写	10 分钟	1. 指导者自我介绍 2. 介绍园艺疗法、活动场地、活动形式及规则 3. 明确活动总体目标			手机、网络问卷、放松音乐

续表

活动项目	活动时长	内　容	工　具
园艺小田相识	25 分钟	活动一　苹果与凤梨（10 分钟） 【规则】 （1）全体成员围成一圈 （2）主持人先和相邻的人（甲）进行演示 主持人：这是苹果。 甲：什么？ 主持人：苹果。 甲：谢谢！ （3）回答完这一对话程序，由相邻的人（甲）开始问他的下一个同伴（乙）相同的问题 甲：这是苹果。 乙：什么？ 甲（对主持人说）：什么？ 主持人：苹果。 甲：苹果。 乙：谢谢！ （4）将此对话一直持续下去，最终传到主持人；同时主持人向另一个方向相邻的人传递凤梨，这样两句话就朝相反的方向进行传递 【中奖措施】抽签表演一种动物给大家猜，猜对一半及以上就算过关	凳子、动物名牌、软绳

续表

活动项目	活动时长	内　容	工　具
		活动二　绳结游戏（15分钟） 【规则】 　　一条绳子，打出一个结，一组人紧坐成一个圈，双手拉紧绳子转圈 　　先随机转，由主持人闭眼喊停，绳结在谁手中，就由谁开始自我介绍，其他人在认真听别人介绍的同时，开始转动手中的绳子，一直到绳结转到下一个相邻的人手中，介绍结束，开始下一个人的介绍，依次循环直到全部成员介绍完毕 　　【介绍内容】姓名、家乡、家乡的植物等（包括但不限于此）	
"我塑我身"活动	40分钟	【规则】 　　第一步：自然名选取。用自己喜欢的动植物或自然界的任何事物作为自己在小组中的名称，代表自己的自然身份（5分钟） 　　选取原则： 　　1. 根据自己的兴趣、性格进行选择 　　2. 最好不仅符合自己的性格，也对其有相应的了解 　　3. 也可以是自己向往的、喜欢的 　　4. 或者是跟自己有故事的	彩泥套装、日志本、彩笔（彩铅/水彩）

续表

活动项目	活动时长	内　容	工　具
		5. 总之，你的自然名要与自然有联系，并且对自己有特殊的意义——它最好不仅仅是一个代号 6. 成长的不同阶段可能会有不同的自然名。这与自己的认知、向往、性格等有关 　　第二步：彩泥塑造自然物+故事分享（30分钟） 　　第三步：日志记录。将自己的自然名，以及代表自己的缘由和担心会发生在代表自己的自然物身上的事情，记录到自己的日志本上（5分钟） 　　引导团体成员对自我进行初步认识，并结合认知行为疗法正确认识他们的焦虑情绪，说明情绪与认知和行为的关系	
总结及下次活动说明	10分钟	对于今天的整体活动内容及活动感受进行总结和讨论 　　并说明第二次活动及以后六次活动的设置	

单元二　蛋盒育生命

单元目标：

1. 建立团体规范

2. 提高注意的执行与控制功能：协助学生记忆种植顺序与技能，提高专注度，理性制作种子照顾计划

3. 增强自我效能高，降低焦虑

续表

活动时间	×××	活动场地	农家院、活动室	指导者	×××
活动项目	活动时长	内　容		工　具	
重忆自然名＋热身——蔬菜蹲	10分钟	情绪签到：每次活动前，每个团体成员首先根据自己当下的心情，选择情绪签到表上对应的表情进行活动前情绪记录 活动一　回顾上次的彩泥塑身活动，再次找回自己的自然身份 【规则】 回忆了第一次活动的自然名，以及选取的缘由。忘记自然名的，讨论并分享原因，并在本次活动中根据自己的性格特质、爱好，以及发生在自己身上的印象深刻的事件，重新选择自己的自然名 活动二　热身游戏——蔬菜蹲 【规则】 练习一轮（3人一组，共两组），正式活动三轮（2人一组，共三组），每轮中反应慢的小组，接受其他两个小组统一提出的小惩罚	彩笔、情绪签到表	

活动项目	活动时长	内　容	工　具
团队契约与期望	40分钟	活动一：签订团体合约书，以达到团体成员的知情同意（5分钟） 　再次澄清了团体的整体目标和活动形式 活动二：共同制订"绿色王国"园艺疗法活动的团体约定与宣言（30分钟） 【规则】 　1. 团队取名——暂定为"绿精灵战队" 　2. 商讨团队约定，并总结记录 　3. 植物拼接队徽，并制成约定海报 　大家利用植物和一些手工艺素材，一起策划和制作属于"绿精灵战队"的独特队徽 　4. 成员签字（按手印） 　5. 分享与讨论队徽制作心得 活动三：制作小组成员期望清单（5分钟） 　小组成员将自己对这8次园艺疗法活动过后想要达到的最终目标，列入团体期望清单，并放入期望盒中保存。在8次活动结束以后，评估自己达到期望的程度（期望达成度评估）	彩纸、海报纸、彩笔、捡拾的绿植素材、手工艺素材（装饰彩石、星星折纸、水彩等）、剪刀、胶水（双面胶）

续表

活动项目	活动时长	内　容	工　具
蛋盒育生命	30分钟	蔬菜播种 【规则】 1. 介绍每类种子的特性以及蔬菜成长的状况：种子特性包括适宜的发芽温度、光照、水分、发芽潜伏期等 2. 团体成员选择自己的种子进行栽培（可对蛋盒进行区域规划，种植不同的植物） 3. 讲解种植过程并示范： 先湿润培养基，培养基攥到手中能在指缝中滴水最好；然后选择蛋壳，进行种子点播，不要过密，种子要散开，一个蛋壳里2~3粒种子即可，种植完成后，放在树荫下太阳散射的地方 4. 团体成员进行播种 5. 分享与讨论蔬菜播种心得	育种盘——蛋盒和小花盆、营养土、记号笔、自然名标签、钻孔钉 适合现在种植的蔬菜：小白菜（2种速成菜）、心里美、辣椒、胡萝卜
小结——活动总结及绿色成长日志说明	10分钟	一、活动总结 选择活动后对应情绪；填写本次园艺活动反馈表，对于整个活动中的担忧及其应对方式进行分享与讨论	彩笔、活动反馈表、情绪签到表

续表

活动项目	活动时长	内　容	工　具
		二、绿色成长日志说明 【规则】 1. 每天以文字/绘画的形式记录自己蔬菜的成长、养护过程以及当时自己的想法、心情和之后的行为表现（由于条件所限，无法做到每日观察，所以改为想象种子的发芽生长过程，计入绿色成长日志） 2. 记录时间（频率）：每天一次，并标注记录时间 3. 下次活动进行日志分享，择优嘉奖。未完成者，有小惩罚哦，惩罚将由小组成员当场讨论决定	

单元三　一花一世界

单元目标：

1. 提高注意的执行与控制功能：学习更好地做决定；开发学生的创造性

2. 促进学生对绿色环境的美好关注与期待，协助其对焦虑事物进行客观观察，并积极赋予其意义

续表

活动时间	×××	活动场地	顺河公园	指导者	×××
活动项目	活动时长		内　容		工　具
情绪签到与热身——大树、蝗虫和暴雨	10 分钟	一、情绪签到 　　先选择代表情绪的表情，用树叶的汁按手印。 二、大树、蝗虫和暴雨 　　【规则】 　　相克原则：大树克暴雨、暴雨克蝗虫、蝗虫克大树 　　代金币规则：活动进程中可获得相应的代金币，并记录在记录表上。所有活动中获得的代金币，可累计，代金币将用于最终活动的奖品兑换，并且除相应代金币的奖品外，获得代金币最多的前两名，将有额外的奖励。奖品暂未定，看成员的表现，表现良好可根据小组成员的意愿进行设置 　　游戏规则：分成两队，分别站在对抗战线的两侧、在离对抗战线一定距离的位置，每队都有自己的大本营，对阵开始前，每队要商量好上战场时自己要用的姿势，可以一次商量出三次的，也可以一次一次地商量，但是队内成员的姿势要统一，否则直接算输。对阵开始时，双方亮出姿势进行对战，一旦双方亮出统一的姿势，则被克方要立即逃回自己的大本营，避免被敌人抓到。克者成功抓获两名被克者为胜，否则被克者赢。共三局，每赢一局则胜组每人可获得 1 枚代金币		彩笔、情绪签到表 代金币记录表、笔

活动项目	活动时长	内　容	工　具
成长日志分享与讨论	10分钟	一、分享各自的成长日志（自愿），最优级 1 名可获得 3 枚代金币，第二级 2 名，可获得 2 枚代金币，第三级 2 名，可获得 1 枚代金币 评价标准：按照成长日志的完成数量，记录的内容进行评估 二、讨论 1. 讨论在写成长日志过程中遇到的问题：未完成的问题（原因及怎么处理这个结果的，解释原因时的想法，有无担忧）、记录时所遇到的困扰与难题，并集思广益给出解决方法 2. 讨论今后成长日志记录的频次与内容：一周至少三次。每当自己精神不集中时，都要及时记录下自己当时的想法和感受，以及自己的处理方式	彩 笔、成长日志

续表

活动项目	活动时长	内　容	工　具
丛林探秘大比拼	45 分钟	一、活动讲解（5 分钟） 　每人一份资料，讲解植物的生长形态、叶片形态及花序形态 二、丛林探秘（30 分钟） 　【规则】 　　分成三组，2 人一组。寻找"顺河公园"中不同的植物，观察它们的样貌，拍照记录，同时记录其生长形态、叶片形态和花序形态（无花者可不填写）（每人一张记录表）。在规定的时间内观察的植物最多，并记录最完善者获得 8 枚代金币，输者获得 4 枚代金币。游戏时间为 30 分钟，其中包括回到集合地点的时间，因此每组成员要计算好返程时间，准时到达集合地，否则扣代金币，迟到 5 分钟则每人扣除 1 枚代金币，没有的则为负数 三、讨论（10 分钟） 　小组分享自己在游戏中的感受，包括对植物的认识与寻找中的感受、启示；对游戏规则的感受；对比赛输赢的感受；对小组成员间合作的感受与想法等	植物生长形态、叶片形态及花序形态介绍表、彩笔、手机照相机、计时器

续表

活动项目	活动时长	内　容	工　具
猜猜我是谁之自然名讨论	15 分钟	一、活动讲解 【规则】 　　每人发一张白纸，请写下 3～5 句描述自己的句子。如"我是……"，不写名字。写完后将纸折叠好，放在团体中央。然后每人随机抽取一张，打开纸上的内容，猜一猜这是谁写的。猜中的人要说理由 二、讨论 　　指导者引导团体成员发表自己猜中别人或被人猜中时的感受。从这个活动中，进一步澄清自己的自然名，或找到自己的自然名，也就是更加认识自己、理解自己的各种想法以及行为表现，更加集中于手中的任务，从而减少不必要的担忧	笔、A4 白纸
总结及任务布置	10 分钟	一、活动反馈及讨论 　　情绪签到；填写活动后反馈表，并进行现场讨论 二、下次任务布置 　　根据种植时选择的种子，每人一类，回去查找五种所种蔬菜的养护秘籍：辣椒、心里美、胡萝卜、两种小白菜，下周活动带来分享	情绪签到表、活动后反馈表

续表

单元四　小苗搬家

单元目标：

1. 增强注意的定向抑制功能：提高注意力的集中性；学习更好地控制自己的言行

2. 增强注意的执行与控制：学习更好地规划，并完成自己的计划

3. 打破舒适圈，改善焦虑缺失：学习蔬菜养护知识，掌握多样的问题解决方式

活动时间	×××	活动场地	农家院、活动室	指导者	×××
活动项目	活动时长	内　容			工　具
热身——趣味猜拳	5分钟	一、情绪签到；并分享自己在本次活动中想要达到的小目标 二、趣味猜拳 【规则】 　　两人一组，前后脚，赢的往后退，输的往前进，直到不能再进为止算输。 一共三轮，每赢一轮可获得1枚代金币			情绪签到表，彩纸、彩笔、代金币记录表

活动项目	活动时长	内　　容	工　具
我与菜宠——蔬菜搬新家	50分钟	活动一　菜宠搬家（30分钟） 【规则】 　1. 观察各自的蔬菜苗长势，进行情绪分享 　2. 指导者讲解并示范蔬菜苗移植的步骤及注意事项。包括翻地、选择自己的菜园基地并对种植的区域进行划分（可种植不同的蔬菜，并留出建立旗帜的空地）、规划种子间距（用木棍、绳子或脚步等丈量出种子的间距，并做记号，让团体成员自己思考方法）、刨坑、施肥、菜苗移植、浇水、菜宠标签制作等 　3. 指导者指导团体成员进行移植 活动二　菜宠领养（20分钟） 【规则】 　在菜园基地移植时同时选出自己要领养的菜宠，并栽到花盆中，可自行带回家 　指导者讲解移栽步骤（类似基地移植），并指导团体成员动手移栽	5种蔬菜的养护方法资料、蔬菜苗、空地、铁锹、铲子、底肥、营养土、花盆、笔、彩纸等其他可以制作标签的素材

续表

活动项目	活动时长	内　容	工　具
菜宠修炼秘籍	15 分钟	一、指导者答疑解惑 　小组成员可以对各自领养或其他蔬菜的成长和养护提出问题，并由做了相应准备的同学进行解答，指导者对答案进行补充 二、团体成员菜宠故事分享 　分享自己所选在盆栽的蔬菜种类，分享为什么会选择领养这种蔬菜或者自己与所领养蔬菜的故事	5 种蔬菜的成长环境、照顾养护资料卡；纸、笔
总结及任务布置	10 分钟	一、活动反馈、情绪签到及讨论 　结合活动反馈表对今天的任务进行讨论，讨论包括对今天活动的收获、喜恶感受，以及下次想要改进的地方 二、下次活动说明 　活动将暂停两周，说明原因 三、成长日志 　在学校的两周时间，选择校园里的一种植物，以拍照和文字的形式每天观察并记录它的变化，以及自己的感受或想法 　国庆期间一周，每天以拍照和文字的形式观察记录自己菜宠的生长变化，以及自己的感受或想法	情绪签到表、活动后反馈表、彩笔

续表

单元五 我爱我园

单元目标：

1. 增加对自然环境的积极注意偏向

2. 学习园艺操作技能

活动时间	×××	活动场地	农家院、活动室	指导者	×××
活动项目	活动时长		内　容		工　具
趣味数字接龙	5分钟	一、情绪签到 二、趣味数字接龙 【规则】 　首先两人一组，两个人同时双手给出数字，每个人都要以最快的速度计算两双手的总数并说出正确答案，最先说对者赢，三轮定输赢。输者站到赢者身后接龙，最终保持龙头者胜利			情绪签到表
成长日志分享与三周活动讨论	15分钟	成长日志：挑选两篇进行分享和讨论 三周生活：国庆生活分享以及三周没见的感想			

续表

活动项目	活动时长	内　容	工　具
勤劳小园丁	25 分钟	一、除草：给之前种到基地里的蔬菜除草 二、间苗 　　把之前成簇移栽到基地的蔬菜苗进行间隔或剔除，每处只留一棵长势最好的蔬菜苗。 三、分享与讨论除草和间苗时的情绪感受，尤其是面对好坏选择、去留选择的感受 　　结合认知行为疗法，引导团体成员识别自己不良的自动思维和核心信念，以降低其焦虑水平，并观察蔬菜的长势和自己的能力	锄头、铁锹、铲子、蔬菜苗、浇水器
水培绿萝生态瓶制作	15 分钟	【规则】 1. 每人准备一个瓶身上下直径不等的矿泉水瓶 2. 指导者讲解生态盆栽的制作过程及原理 　　首先撕掉瓶身的标签包装纸等，以透光。将水瓶按比例剪开，瓶盖底部穿孔，以插入绿植茎跟部为宜，将带有瓶盖的一端倒置接入平底一端，保证不下滑即可。瓶盖下部分入水或营养液，上部分为绿萝，保证绿萝的根茎一部分入水，一部分在瓶盖以上，这样便可以既保证绿萝的水分充足，也可以保证充足的根部氧气吸收，以供绿萝健康成长	每人自带空矿泉水瓶 1 个、剪刀、小刀、水彩笔、彩纸、透明胶带、营养液、一大盆可修剪的绿萝

活动项目	活动时长	内　容	工　具
总结及任务布置	10 分钟	一、情绪签到；填写活动后反馈表 二、对今天活动中的积极表现进行肯定，并对今天的整体活动进行总结讨论	情绪签到表、活动后反馈表、彩笔

单元六　留住自然之美——植物拓印

单元目标：

1. 增强注意的定向抑制功能：提高注意力的集中性；学习更好地控制自己的言行

2. 增强注意的执行与控制：学习更好地规划，并完成自己的计划

3. 打破舒适圈，改善焦虑缺失：学习蔬菜养护知识，掌握多样的问题解决方式

活动时间	×××	活动场地	农家院、活动室	指导者	×××
活动项目	**活动时长**	**内　容**			**工　具**
热身——大风吹（小风吹）	10 分钟	【规则】 　　所有人围成大小适当的圆圈，站定，一人站在圈外喊口令：大风吹，吹"圈中某些人身上的一个特征"，被喊到具有这些属性的人，必须跑出来，绕圆圈跑三圈，这时喊口令的人也一起跑，最终抢占到圈中位置的人可以入圈，未抢到，被隔在圈外的人，则成为下一个喊口令的人			
成长日志分享	15 分钟	团体成员分享自己的成长日志，对自己的盆栽和生态绿萝的生长观察及感受进行分享和讨论			

续表

活动项目	活动时长	内　容	工　具
植物拓印及故事分享	45分钟	【规则】 1. 指导者讲解拓印的流程及原理，并示范成品： 　　拓印是利用颜料和植物本身的形态进行图案烙印和创作，类似于印泥。每人准备一块白色布料，选择自己喜欢的树叶、树枝、花瓣、种子、石头等自然素材，将喜欢的颜色的水彩涂抹到该材料上，从而清晰地在布料上印出自然素材的纹理、形状等为宜，结合创作者的创意，进行成品的制作。 2. 团体成员制作自己的拓印作用 3. 给各自的拓印作品取名字，构思自己作品的含义 4. 分享讲解各自作品的含义，并对拓印过程中体会的感受进行分享和讨论 5. 给他人的作品打分，根据打分结果获得相应的代金币（结果，所有人都给别人的分数为满分）	干净的新鲜或干枯树枝、树叶等植物素材、水彩、毛笔、白色染布、旧报纸、彩纸、彩笔等
总结及任务布置	10分钟	一、情绪签到；填写活动反馈表 二、对本次活动过程进行整体回顾，并对成员积极的表现进行肯定，总结大家的收获 三、任务布置：成长日志继续记录绿色植物与自我情绪的变化	情绪签到表、活动后反馈表、彩笔

续表

单元七　听见自然之声

单元目标：

1. 增强注意的定向与抑制：通过专注于静听，提高注意的集中性

2. 发掘新的感官世界，用声音认识世界，缓解焦虑情绪

活动时间	×××	活动场地	活动室等	指导者	×××
活动项目	活动时长	内　　容			工　具
热身——盲行	10 分钟	一、情绪签到 二、热身——盲行 【规则】 　　两人一组，一人扮演盲人，一人扮演拐杖，在规定的时间内走一段路程。一轮结束后，互换身份 　　活动结束，分享并讨论盲行过程中自己分别扮演盲人和拐杖的感受			情绪签到表、眼罩
成长日志分享	10 分钟	分享过去一周中自己印象最深刻的事情，并讨论原因及自己的感想 【规则】 　　有代金币奖励，主动第一个分享的，并讲解清楚的得 8 枚代金币，后面分享的根据情况，可得 6 枚、4 枚代金币			

续表

活动项目	活动时长	内　容	工　具
听见自然之声	40 分钟	一、静听活动（30 分钟） 我听见了什么？ 我想到了什么？ 【规则】 　　所有人选择一块区域进行静听，25分钟以后，将自己听见的以及想到的，转换成文字写到日志本上 　　记录的内容：你听到了什么声音，这种声音是怎么发出的，都用语言描述出来；以及你在整个静听的过程中想到了什么，比如，你是否想到了某个以前发生过的，或者想象中外面正在发生的事情。 　　记录时间为 5 分钟 　　为提高团体成员的积极性，指导者告诉大家，会观察大家在听的过程中的表现，如是否专注，并根据大家具体的分享情况进行评分 二、分享活动（10 分钟） 　　将听到的内容与大家进行分享，并讨论整个过程中各自的感受	白纸、彩笔、凳子或垫子、安静的户外空地
总结及反馈	10 分钟	一、情绪签到；填写活动后反馈表 二、对团体成员今天的积极表现给予肯定，并总结讨论今天活动中的整体感受	情绪签到表、活动后反馈表

续表

单元八 收获之际

单元目标：

1. 回忆强化活动效果

2. 结束活动、安排访谈

活动时间	×××	活动场地	活动室	指导者	×××
活动项目	活动时长	内 容		工 具	
绿色成长回顾PPT+我的成长故事书写与分享	20分钟	一、情绪签到 二、活动回顾 　　指导者以PPT图片的形式，带领团体成员对整个活动进行回忆，并分享与讨论大家在回顾时的感受		情绪签到表、笔记本电脑、PPT	
活动总结	25分钟	【规则】 1. 头脑风暴（八次团体活动可以给人带来什么效益？什么样的活动更加受人喜欢？为什么？） 2. 代金币奖励发放 3. 回收成长日志 4. 重新评估注意力和焦虑水平+填写问卷、反馈表		情绪签到表、活动后反馈表、愿望清单记录表、代金币记录表、奖品、成长日志、注意力和焦虑问卷	

续表

活动项目	活动时长	内 容	工 具
优点轰炸及分享	20 分钟	【规则】 　　每人一张 A4 白纸，给同伴互相贴到背后。每人轮流给其他同伴写至少 3 个优点或者想对他说的话	A4 白纸、彩笔、透明胶带
活动结束总结与分享	20 分钟	指导者说明整个园艺疗法团体活动已经结束，表达对所有人员积极参与配合的感谢 　　指导者与大家一起分享并讨论整个活动过后的收获及感受 　　为以后的园艺疗法活动提供建议并总结	彩纸、彩笔

预防儿童青少年焦虑的个体、团体治疗模式

　　个体认知行为治疗和团体认知行为均可以预防和干预儿童青少年焦虑，两者的预防和干预效果已得到众多研究证实。个体认知行为治疗是指治疗师对患者一对一治疗。团体认知行为治疗是指在团体情境下采用认知行为疗法，帮助团体成员改变认知、情感和行为。个体和团体认知行为治疗均有利弊。在个体治疗中，个体的问题能得到治疗的充分关注，但是其成本较高。在团体治疗中，治疗师能通过团体成员的实际例子来解释想法和情绪之间的关系，更容易被成员理解和接纳。团体成员能够很容易地辨认出他人的歪曲信念，从而促进对自己认知模式的认知和评价。但是，治疗师可能会忽视患者的个体问题，而且会谈时间的商定也存在困难。

"应对焦虑的猫"项目①主要采用个体认知行为疗法治疗焦虑，被广泛用于治疗和预防儿童青少年焦虑。该项目共包括 16 次会谈，其中有 14 次儿童青少年会谈和 2 次家长会谈（家长提供有关儿童青少年的信息或者作为合作者协助儿童青少年完成该项目）。该项目每周进行 1 次会谈，每次会谈持续 50 ~ 60 分钟。该项目包括应对示范和家庭作业两个重要部分以及心理教育和暴露两个阶段。

应对示范是治疗师首先扮演焦虑者，向儿童青少年呈现治疗师自身的焦虑，然后想办法应对焦虑，最后成功降低焦虑水平。在具体实施时，治疗师先呈现技术，然后让儿童青少年也一起进行角色扮演，最后治疗师鼓励儿童青少年独自进行角色扮演，并练习新技术。

在家庭作业部分，治疗师必须要求儿童把家庭作业当作 STIC 任务。这一任务让儿童有机会练习在会谈中学到的新技术。治疗师可以以行为主义理论为指导，对完成 STIC 任务的儿童青少年给予奖励。

第一阶段主要集中在心理教育上。儿童青少年要学会识别焦虑以及使用焦虑管理策略。治疗师会将识别身体唤醒、练习放松技术、识别焦虑想法（自我对话），使用应对性的想法以及问题解决等焦虑管理策略全部呈现给儿童青少年，当他们感到焦虑时就可以使用这些策略。而且治疗师也将在会谈中持续教授这些策略，以便儿童青少年可以反复练习。在这一阶段，治疗师要向儿童青少年呈现四条重要概念：

- 识别焦虑引发的躯体症状并且管理这些症状（例如，使用放松技术）。
- 识别焦虑的自我对话及预期。

---

① 西盖蒂，等. 儿童与青少年认知行为疗法［M］. 王建平，等译. 北京：中国轻工业出版社，2014.

- 使用应对想法修正焦虑的自我对话，并使用问题解决策略应对焦虑。

- 面对诱发焦虑的情境时，及时奖励自己（哪怕是一点成功）。

治疗师采用首字母缩略词的形式将以上概念称作 FEAR 计划，以帮助儿童青少年学习、记忆并运用这四个概念：

F（Feeling frightened?）= 你害怕吗？

E（Expecting bad things to happen）= 你预期会有坏事发生吗？

A（Attitude and actions that can help）= 能帮助你的态度和行为

R（Results and rewards）= 结果与奖励

第二阶段主要是暴露于引发焦虑的情境中。治疗师将提供暴露任务让儿童青少年学会应对引发焦虑的情境。为了能让儿童青少年逐级练习应对引发焦虑的情境，治疗师将与儿童青少年共同制订暴露任务的等级。在儿童青少年完成暴露任务时，治疗师会作为"教练"，教他们必要的应对技巧，并指导他们在真实的引发焦虑的情境中进行练习。在这一阶段，治疗师需要指导儿童青少年进行暴露，即创造一个诱发焦虑的情境，并在焦虑唤起时帮助儿童青少年练习使用 FEAR 计划。暴露的目的是让儿童青少年长期、系统且重复地接触平时回避的刺激和情境。当面对这些情境时，儿童青少年不再紧张和焦虑（即习惯化）则达到暴露目标。治疗师应该根据每个儿童青少年各自的焦虑和恐惧类型为他们设计合适的暴露任务。例如，对于有社交焦虑恐惧的儿童青少年来说，诱发焦虑的情境可能是和陌生人或同龄人玩游戏等；对于有分离焦虑的儿童青少年来说，诱发焦虑的情境可能是等待迟到的父母。暴露任务的难度会随着治疗的进程不断增加，后期暴露任务会比前期任务引发更高水平的焦虑。具体治疗方案如表 11-3 所示，详细内容如表 11-4 所示。

表 11-3　"应对焦虑的猫"治疗方案会谈内容

会谈时间	主　题	主要内容
第 1 次		建立关系和确定治疗方向
第 2 次		帮助儿童青少年识别焦虑
第 3 次		帮助儿童青少年识别焦虑的躯体症状
第 4 次		第一次家长会谈
第 5 次		教会儿童青少年如何放松
第 6 次	心理教育	学会识别和挑战焦虑性的自我对话
第 7 次		介绍应对焦虑的问题解决策略
第 8 次		教会儿童青少年进行自我评定和自我奖励
第 9 次		第二次家长会谈
第 10 次		在低焦虑诱发情境中练习 FEAR 计划
第 11 次		在低焦虑诱发情境中练习 FEAR 计划
第 12 次		在中等焦虑诱发情境中练习 FEAR 计划
第 13 次	暴露	在中等焦虑诱发情境中练习 FEAR 计划
第 14 次		在高焦虑诱发情境中练习 FEAR 计划
第 15 次		在高焦虑诱发情境中练习 FEAR 计划
第 16 次		最后练习 FEAR 计划；展示治疗成果；结束治疗

表 11-4 　"应对焦虑的猫"治疗儿童青少年焦虑的具体方案

会谈时间及目标	主要内容
第一次会谈：建立关系和确定治疗方向	由于儿童青少年与治疗师间的关系非常重要，因此第一次会谈的主要目标是与儿童青少年建立关系。在会谈开始时，治疗师可以通过玩破冰游戏等方式与儿童青少年认识彼此。接下来，治疗师要向儿童青少年简短地介绍治疗计划的内容以及计划的实施流程。治疗师介绍完后，若儿童青少年有任何疑问都可以向治疗师询问，这有助于鼓励儿童青少年参与会谈，也能使他们认识到自己与治疗师是一个治疗联盟，需要一起工作。在会谈要结束时，治疗师给儿童青少年布置一个简单的 STIC 任务（家庭作业），并共同商讨他们在完成作业后能得到的奖励。最后，以一个游戏或有趣的活动结束会谈
第二次会谈：识别焦虑情绪	本次会谈的主要目标是帮助儿童青少年认识焦虑、担忧与其他情绪的差异。首先，治疗师回顾第一次会谈布置的家庭作业。如果儿童青少年完成了家庭作业则给予适当奖励，如果没有完成，则治疗师需要陪他们一起完成。接下来，与儿童青少年一起讨论当他们有不同的感受时，身体会有哪些反应，并且与儿童青少年一起列出不同的感受以及对应的身体反应。当儿童青少年对不同情绪感受对应的不同身体反应有一定的了解后，治疗师就可以将儿童的恐惧和焦虑体验正常化。采用应对示范的方式，治疗师列举自己焦虑的例子，并说明处理的方式。会谈要讨论使儿童青少年感到焦虑的情境以及在焦虑诱发情境中的反应。治疗师要向儿童青少年介绍情绪温度计，温度计上标定焦虑程度从 0 分到 8 分，并同儿童青少年一起使用情绪温度计构建等级

续表

会谈时间及目标	主要内容
第三次会谈：识别焦虑的身体症状	本次会谈的主要目标是教会儿童青少年识别焦虑时的身体症状。首先，治疗师与儿童青少年讨论个体焦虑时可能会出现的身体症状，例如心跳加速、胃部紧张等。然后，治疗师再询问儿童青少年如何判断自己处在诱发焦虑的情境中。接下来，儿童青少年练习识别这些症状（例如，通过应对示范或角色扮演）。首先在诱发焦虑程度低的情境中练习，然后再到压力稍大的情境中练习。在儿童青少年练习识别身体症状后，治疗师介绍 F 步骤：感到害怕吗？儿童青少年询问自己"我的身体感觉如何"。并且监控伴随焦虑的身体症状
第四次会谈：第一次家长会谈	尽管父母已参与会谈（提供孩子的信息），但是第一次父母会谈的目的不仅是鼓励他们协助该项目的实施，治疗师还要解答父母的疑问并解除担心。会谈开始时，治疗师先给父母提供整个治疗计划的概览，允许父母对治疗儿童青少年焦虑有益的事情提任何问题。最后，治疗师提供一些父母能参与会谈的方式方法
第五次会谈：放松训练	本次会谈的主要目标是学习放松。治疗师向儿童青少年介绍父母会谈的基本情况和主要内容，并通过询问儿童青少年焦虑时的身体症状来回顾 F 步骤。这些身体症状与紧张有关，但是可以通过放松得到缓解。治疗师与儿童青少年讨论紧张和放松的差别。治疗师可以向儿童青少年介绍各种有用的放松方法，包括深呼吸法、渐进式肌肉放松法以及用放松 CD 辅助放松法等。儿童青少年可以通过应对示范和角色扮演来练习放松

续表

会谈时间及目标	主要内容
第六次会谈：识别并挑战焦虑性的自我对话	本次会谈的主要目标是学会识别和挑战焦虑性的自我对话。在介绍完思维和自我对话的概念后，治疗师使用"应对焦虑的猫自助手册"上的练习帮助儿童青少年学习引发不同感受的思维是怎样的，与儿童青少年讨论自我对话，并且认识思维和感受之间的联系。治疗师与儿童青少年一起识别引起焦虑的自我对话和应对性的自我对话。 接下来，治疗师介绍 FEAR 计划的 E 步骤：你预期会有不好的事情发生吗？在该 E 步骤中，儿童青少年要问自己"我的自我对话是什么"，并监控引起焦虑的思维。儿童应采用 FEAR 计划的前两步练习使用不同类型的应对性自我对话
第七次会谈：态度与行为；培养问题解决技能	本次会谈的主要目标是介绍应对焦虑的问题解决策略。治疗师首先与儿童青少年回顾 F 步骤和 E 步骤。然后介绍 A 步骤：态度和行为会有所帮助。在 A 步骤中，儿童青少年可以学到在焦虑时，可以改变自己的行动或反应。治疗师介绍问题解决的工具帮助儿童青少年应对焦虑、描述问题解决的四个步骤（例如，明确问题是什么，探索可能的解决方案，评估解决方案，选择最优方案）。开始时让儿童青少年在具体的、无压力的情境中练习问题解决，然后逐渐在焦虑情境中练习问题解决

会谈时间及目标	主要内容
第八次会谈：成果和奖励	本次会谈的主要目的是介绍 FEAR 计划的最后一个步骤：成果和奖励。治疗师介绍如何进行自我评定和自我奖励，与儿童青少年讨论奖励清单，包括物质性奖励和精神性奖励。在之前的应对示范中，治疗师描述了自己经历的痛苦情境以及克服问题的方法。那么，治疗师可以评定自己的努力程度，并给自己一个奖励。治疗师与儿童青少年回顾 FEAR 计划，并一起找出一个压力情境，让儿童运用 FEAR 计划练习克服它 治疗师告诉儿童青少年，计划的下一个部分是在焦虑诱发情境下练习 FEAR 步骤；提醒儿童青少年练习应该循序渐进，应该从引发较低水平焦虑的情境开始；并提醒儿童青少年应该在同一个情境下反复练习这些步骤
第九次会谈：第二次父母会谈	第二次父母会谈的目的是为父母提供学习暴露任务的机会。首先，治疗师介绍暴露练习的基本原理以及回避和接近的区别。治疗师要提醒父母，治疗的目标不是去除儿童青少年焦虑，而是减少其痛苦体验，并帮助他们学习管理焦虑。而且，使儿童青少年在会谈内外都能够练习 FEAR 计划，成功应对焦虑诱发情境。另外，治疗师还要提醒父母，儿童青少年在进行暴露任务时可能会产生焦虑。治疗师在回顾整个暴露任务后，要为父母提供提问和讨论的机会。最后，治疗师请求父母在暴露任务中提供帮助

续表

会谈时间及目标	主要内容
第十次和第十一次会谈：在低焦虑诱发情境中练习	第十次和第十一次会谈的目标类似，均是在低焦虑诱发情境中练习 FEAR 计划，包括想象暴露和现场暴露。会谈开始，治疗师告诉儿童青少年现在的计划是从学习技术进入到在真实情境中运用所学。同时，选择一个低焦虑诱发情境，让儿童青少年通过想象暴露练习使用 FEAR 计划。治疗师和儿童青少年一起准备暴露任务，在"应对焦虑的猫自助手册"当中，为每一个特定情境写 FEAR 计划。作为一个应对示范，治疗师应该对这些情境进行出声思维。然后让儿童青少年通过想象暴露任务来体验所有步骤，通过使用道具或者增加细节让想象的情境尽可能真实一些。治疗师先让儿童青少年在情绪温度计上打分，在想象暴露过程中，每分钟都要评一次分。 接下来进行现场暴露。治疗师首先编制一个 FEAR 计划，并与儿童青少年商定好完成现场暴露任务后的奖励。治疗师要帮助儿童青少年一起考虑可能出现的障碍以及其他可能的结果。暴露的主要目的是协助儿童青少年不断接近诱发焦虑的情境，直到感到焦虑程度可以接受。在进行现场暴露之前，治疗师使用情绪温度计为儿童青少年打分，之后在现场暴露过程中，每隔一段时间都要进行一次评分。通常是让儿童青少年处于某个情境中，直到评分下降 50%。在暴露任务完成后，治疗师为儿童青少年的努力给予奖励。在会谈的最后，制订下一次暴露的计划。

续表

会谈时间及目标	主要内容
第十二次会谈和第十三次会谈：在中等焦虑诱发情境中练习	两次会谈的目标均是让儿童青少年在中等焦虑诱发情境中练习 FEAR 计划，包括想象暴露和现场暴露
第十四次会谈和第十五次会谈：在高焦虑诱发情境中练习	两次会谈的目标均是让儿童青少年在高焦虑诱发情境中练习这些技能，包括想象暴露和现场暴露
第十六次会谈：最后的练习；成果展以及结束治疗	最后一次会谈的目标是让儿童青少年再练习一次 FEAR 计划，同时给儿童青少年一次展示他们的成就，庆祝成功的机会。此外，治疗师要准备实施最后一次暴露，讨论儿童青少年在暴露任务中的表现，注意他们的努力和进步。最后，和儿童青少年一起制作成果展。这个展示应该庆祝儿童青少年在治疗中的努力、进步和成就。对儿童青少年而言，这也是他们教其他人管理焦虑的机会。如果儿童青少年允许，治疗师可以邀请他们的父母或者其他人参观成果展，与整个家庭一起回顾儿童青少年在治疗过程中的收获。治疗师需要强调，未来在应对焦虑时还可能会遇到困难。这很正常，只要坚持练习就会有所改善。治疗师给儿童青少年一份正式的证书来庆祝这个计划的完成。一个月后，治疗师邀请儿童青少年及父母再次来诊所进行核查——讨论进展、成果以及其他担心的事情。最后，治疗师给儿童青少年一个最终的奖励

Cool Kids 是采用团体认知行为疗法治疗儿童青少年焦虑的项目。该项目包括治疗/咨询师手册、青少年手册和家长手册三套指导方案。该项目共包括 10 次团体认知行为治疗，每周 1 次，每次 120 分钟。该项目主要包括心理教育、暴露、认知重建、社交技能和坚定自信沟通训练、家长训练、预防复发和放松训练等内容。具体治疗方案如表 11-5 所示。

表 11-5　Cool Kids 团体认知行为治疗方案

会谈时间	主　题	主要内容
第 1 次	心理教育	教会儿童青少年识别焦虑；设定团体认知行为治疗的目标；学习测量焦虑情绪；介绍思维、情感和身体三者之间的关系；带领儿童青少年练习"我的思维日记"
第 2 次	现实性思考	介绍思维的不同风格；进行现实性思考的练习
第 3 次	现实性思考和奖励	教会儿童青少年使用"现实性思考问句"进行现实性思考；让儿童青少年练习对其他组员的焦虑进行现实性思考；介绍奖励的作用；带领儿童青少年建立"自我奖励清单"
第 4 次	暴露	带领儿童青少年制作个人"恐惧和担心清单"；带领儿童青少年创建个人的"暴露计划"；带领儿童青少年使用暴露技术面对恐惧
第 5 次	情绪管理	让儿童青少年制作"个人化现实思考表"应对经常遇到的焦虑；教会儿童青少年使用情绪冲浪来应对焦虑；帮助儿童青少年修改不合适的暴露阶梯

续表

会谈时间	主　题	主要内容
第6次	行为实验	帮助儿童青少年解决暴露中遇到的困难；教会儿童青少年使用现实检验克服焦虑；分组进行会谈内的行为暴露
第7次	发展应对策略	继续进行会谈内的行为暴露；帮助儿童青少年发展对实际困难的应对策略；带领儿童青少年练习使用应对策略对现实生活中的困难进行问题解决
第8次	自信沟通、应对嘲弄和反馈	教会儿童青少年使用坚定自信的沟通方式；教会儿童青少年应对嘲弄的方法；教会儿童青少年进行有效反馈的方法
第9次	反对策略	让儿童青少年练习使用学过的方法帮助其他成员应对焦虑；介绍放松的方法并在会谈内练习；带领青少年回顾在第1次会谈时建立的目标是否实现
第10次	未来计划与成果保持	为未来3个月做好继续应对焦虑的计划；处理分离；庆祝取得的进步

资料来源:闫煜蕾,王珊珊,唐淼,等.团体认知行为治疗对青少年焦虑症状的干预效果初探[J].中国心理卫生杂志,2015,29(1):10-15.

参考文献

Barrett P M. Group coping koala workbook[D]. Australia：Griffith University,1995.

Lowry-Webster H M, Barrett P M, Dadds M R. A universal prevention trial of anxiety and depressive symptomatology in childhood: Preliminary data from an Australian study[J]. Behavior Change, 2001,18(1):36-50.

McNally R J, Malcarne V L, Hansdottir I. Vulnerability to anxiety disorders across the lifespan[M]. Vulnerability to psychopathology: Risk across the lifespan. New York: Guilford Press,2001.

Wood J J, Piacentini J C, Southam-gerow M, et al. Family cognitive behavioral therapy for child anxiety disorders[J]. Journal of the American Academy of Child & Adolescent Psychiatry, 2006,45(3), 314-321.

闫煜蕾, 王珊珊, 唐淼, 等. 团体认知行为治疗对青少年焦虑症状的干预效果初探[J]. 中国心理卫生杂志,2015, 29(1):10-15.

附录　预防个体焦虑的团体治疗咨询计划书

第一次活动：熟悉团体，学习治疗基本知识

开场白

我很高兴大家能到这里来参加这个小组。正如你们在招募广告上看到的一样，这个小组是让大家交流各自的焦虑和担忧想法的地方。在未来一周里，我们将在每天这个时候都聚在这里讨论和解决这个问题。据我所知，在座的各位都是比较容易焦虑和担心的人。在这个团体中，我希望你们认识到你并不是唯一的容易焦虑的人。我们在这个团体当中将会讨论自己在这方面的情况，并且分享各自应对焦虑的经验，同时，也会学习一些新的应对方法来处理这些压力情境。

成员互动、熟悉、热身活动

1. 介绍同伴的方式

两人相互介绍（3分钟时间），再回到小组介绍对方（每人30秒以内）。

每两个成员配成一对（男女搭配），并告诉彼此以下信息：姓名，年级，专业，籍贯，兴趣爱好，来参加小组的目的，对小组的期望

（其中配合对小组目的和个人期望的讨论，最后组长可以适当地总结和澄清大家的目的和期望）。

2. 互相熟悉

可能有人对部分同学的姓名还没有记住，那么现在有 2 分钟的时间，你可以去向你还不熟悉的人交谈，记住他们的姓名等个人信息。2 分钟后要看大家是否能记住别人的名字。

3. 姓名大挑战

让每个同学轮流叫一个人的名字和记得的其他信息，然后对方再说出这个人的名字和其他个人信息。每个同学要挑战 2 次。

再一次澄清团体的目的

为了降低大家的焦虑水平，让大家更加了解自己，接纳自己（得到真挚的友谊，丢掉过度的担忧，接纳真实的自我）。

检测成员的舒适水平

现在，让我们花几分钟时间关注一下在这个团体当中你的舒适感的话题。

- "如果要描述你在这个团体当中的舒适感，哪个词语或短语可以最好地描述你现在的感受呢？"——采用轮流发言的形式
- 然后再用一个 1~10 的数字描述你现在的舒适水平。1 表示非常不舒适，10 表示非常舒适。——采用轮流发言的形式

轮流做句子完成练习（让大家表露自己的担忧和焦虑，并讨论）

在一个新团体中，我最担心的是＿＿＿＿＿＿＿＿＿＿＿＿＿＿

在一个新团体中，我感到最舒适的时候是＿＿＿＿＿＿＿＿＿＿＿

在一个新团体中，我通常会＿＿＿＿＿＿＿＿＿＿＿＿＿＿＿＿

针对个人日常生活担心的事情

在日常的学习和生活中，我最担心会发生的三件事情是：

_____

_____

_____

接下来进行讨论：

• 焦虑是什么？

• 我为什么会产生焦虑和担忧？

组长自己的部分暴露。

引导大家认识到：焦虑是因为你需要做出选择，在选择面前你会遇到很多不确定性的情况，在这种不确定性的情况当中，人就会感到焦虑和担忧。担心那些还没有发生但可能会发生的事情。

活动：自由倒下

让大家切实地体会焦虑担忧来临那一刻的感觉，以及担忧消除时的感觉。

然后开始讨论这种感觉，体会担忧的来临和消除。

有关担忧焦虑的知识普及（做一个微型的演讲）

• 向组员再次解释小组的目的是什么（学习有关焦虑和担忧的知识，将这些知识运用到实际生活当中，降低自己的焦虑和担忧）

• 组长的自我暴露（自己曾经经历过哪些严重的担忧和焦虑，我是怎样从焦虑之中跳出来的）

• 介绍治疗的基本原理（向团体成员解释个体对不确定性的理解和解释是担忧和焦虑的一个重要来源。因为在每天的生活中都充满了不确定性，治疗的目的不是消除成员生活中的不确定性，而是引导团体成员认可、接纳和能够正确处理这些不确定性的情境。提高被试对不确定性的容忍力的内容将会贯穿在后

面的每一阶段的治疗当中）

- 对这些知识的理解，让大家再次自由地讨论有关自我焦虑和担心的内容

给小组成员介绍在未来一周内我们将会有哪些活动安排

第一次：熟悉团体，学习基本治疗原理

第二次：觉察训练和对不确定性的认识

（发现真实的焦虑情境和虚假的焦虑情境，以及初步认识不确定性）

第三次：认知暴露和认知重建（一）

第四次：认知暴露和认知重建（二）

（重新评估自己对焦虑的信念，对不确定性情境的认识。进行认知重建）

第五次：问题解决训练

第六次：放松训练、日常规划、体育锻炼

第七次：对自己进行重新评估，结束，后续联系和干预

最后 10~15 分钟：

再次澄清小组的目的——得到真挚的友谊，丢掉过度的担忧，接纳真实的自我

同时，讨论和明确小组的规则、时间、地点安排等内容

再次强调一些小组规则并解释领导者的角色和团队会怎样被指导：

- 在这个小组当中，你说得越多，表达得越多，那么你得到的也越多，你的改变也就越大

- 我们鼓励在小组讨论当中，大家都对着全体组员讲话，因为你是想把你的想法给所有人分享

- 当有同学在讲话的时候，我希望大家都认真地听他讲，并适当地给予积极反馈

- 在小组讨论的时候，我可能有时候会打断你的谈话，因为我可能认为这个话题已经偏离主题了，或者是目前还不大适合谈论这个事情。但是，请记住，我不是因为你讲得不好而打断你

感谢大家的参加。希望大家能够喜欢这个小组，在这里找到自己，找到友谊，找到意义。

会后，给大家散发知识小册子、案例介绍等。

注意：

基调的设定。组长有责任在第一次设计一个好的基调

- 设定一个积极表达和分享自己的想法、感受，互相支持，互相鼓励，认真倾听他人讲话，给别人以积极反馈的小组基调

解释领导者的角色和团队会怎样被指导应该穿插在小组活动的过程当中，最后再强调一次：

- 在这个小组当中，你说得越多，表达得越多，那么你得到的也越多，你的改变也就越大

- 我们鼓励在小组讨论当中，大家都对着全体组员讲话，因为你是想把你的想法给所有人分享

- 当有同学在讲话的时候，我希望大家都认真地听他讲，并适当地给予积极反馈

- 在小组讨论的时候，我可能有时候会打断你的谈话，因为我可能会认为这个话题已经偏离主题了，或者是目前还不大适合谈论这个事情。但是，请记住，我不是因为你讲得不好而打断你

其他：

- 组长要善于利用眼神告诉正在讲话的组员要对着全体组员讲，

其他组员要注视正在讲话的组员，在小组讨论的过程中不要分心，给正在讲的人以鼓励

- 当一个组员在讲的时候，组长要善于观察其他组员有讲的欲望，组长可以鼓励他讲出来
- 组长要学会不能让控制欲望和表现欲望很强的组员控制整个小组，否则，其他组员会感到组长没有能力保护他们，会感到威胁

第二次活动：觉察训练和对不确定性的认识

谈谈大家对第一次活动的看法

可以是轮流发言的形式。比如针对第一次活动，你满意的地方是什么？你不满意的地方是什么？你希望以后的活动是什么样的？

（看大家反映的情况，如果第一次活动还比较成功，大家反应都还比较好，那么我们可以直接进入具体的内容，但组长一定要做好失望的准备。如果你发现组员并不是很满意，那么在这个时候可能要适当地做出一些改变，如话题或其他内容。）

热身活动——传递鬼脸（可以加上手脚和身体姿势）

活动内容：

分成两列。每列的第一个人做，第二个人观看。然后，第二个人做，第三个人观看。做的时候这列人都朝一个方向，被传递的人向后转从而能看到做的人的表情，然后再往前传递。

活动目的：

希望能和第一次一样设定一个积极向上的基调；大家在做鬼脸的过程中要模仿前面一个人的鬼脸，鬼脸在传递的过程中会变样，会和开始的情况不一样；同样，你自己感觉到的焦虑状况和别人感觉到的

你的焦虑状况是不一样的，和大众感觉到的焦虑状况也是不一样的。

列担忧清单

下面，让大家把上次写过的你最担心的 3 件事情的纸条拿出来。请大家分析上面所写的内容。

下面是列清单，在 3 分钟内，将你所有现在担心的、以前担心过的、觉得以后你还是会担心的事情全部写在上面。

然后邀请一位志愿者读自己所写的每项内容。

提问：你觉得在这些担心的内容里面，哪些是目前正在发生的呢？哪些是目前还没有发生，但以后可能会发生的呢？

然后引导组员把这些内容分成两个部分。

- 当前焦虑的真实问题（如工作中遇到的最后期限、人际冲突等）

- 组员所关心的可能会发生也可能不发生的，被试自己"假设的"情境（如破产，卷入一起严重的事故当中）

先对两三名组员的清单进行讨论，然后再让所有组员将自己的担忧全部分成这两类。

接着让每个组员逐一地给大家讲这些分好类的清单。

再引导组员谈谈这两类担忧到底有什么不一样。

- 一个是现实存在的，一个是现在没有但以后可能会发生的

- 一个是需要现在就去面对的，一个是需要现在就去准备的

- 一个是确定的事情，一个是不确定的事情（不确定性焦虑有时候会比确定性焦虑让人更加难受）

思考：在日常生活中，你会不会自己给自己想象出很多焦虑担忧的情境。

比如：

- 你学习成绩还可以，但你总是担心自己考试会通不过

- 你的朋友关系还可以，但你总是担心同学朋友会不喜欢自己

- 你总是会担心你在最后的工作期限内不能完成任务

假如：

- 你的学习成绩非常好，甚至考试的什么内容都知道了，你还会担心吗？——不会，因为你对这次考试有非常强的确定性感觉，而你正是需要这种强的确定性减少你的担忧

- 你的朋友关系非常好，大家见了你都非常尊敬，崇拜地向你打招呼，所有人都向你表示你多么优秀、多么好、多么……；这时候，你还会为人际关系而担忧吗？——不会，因为你需要这种非常确定性的反馈，你需要在各个方面都有这种压倒式的优势，才能有足够的信心

- 你的工作已经做好了，只用提交就行了。你还会为最后期限而担心吗？——不会

所有这些都表明你的自信心和安全感需要建立在一个完全确定性的情境下，同时，这也表明这种自信心和安全感是脆弱的。

你对不确定性容忍力非常低，在环境发生变化的时候，你需要更多的时间来适应，调用更多的身体资源来应对这种不确定性环境。

那么，你有没有想过，假如你今后的生活都是非常确定的一种状况，你真的会喜欢这种生活吗？

提问单

你喜欢非常确定性的生活吗？从 1~10 评分。

喜欢的理由：

- 确定性的生活是有保证的

- 在确定性的环境里，我不用担心会有什么不好的事情发生

不喜欢的理由：

- 确定性的生活没有什么新意，没有一点浪漫和惊喜的感觉
- 确定性的事情做起来就像完成任务一样，一点意思都没有
- 一直做确定性的事情是对生活、对生命的一种浪费和摧残

那么，我们要解决这个问题，就要从根本性的问题入手：你到底想要过什么样的生活？

一个非常想过确定性生活的人，肯定是一个在早期生活没有保障的人，这种没有保障的生活导致了他对确定性强烈的、补偿性的需求。

而如果一直将这种需求延续下去，生活将是一直在索取各种各样的保证，挣了钱不敢花，要储蓄，因为担心有什么突发事件发生，将使自己陷入窘境；工作一定要做得非常好，因为担心有一点点不好就会遭到别人的批评和指责；期望所有人都喜欢自己、接纳自己，因为只要有一个人不接纳自己，就表明自己是失败的。

但是，这些确定性的事情在通常情况下是永远都不会发生的。工作总有失误的时候，你也不能让所有人都喜欢你。所以，就将一直生活在寻求确定性的过程当中，而没有停下来真实地享受一下丰富多彩的、真实的世界和生活。

那么，现在你是否已经接受了我的这个观点呢？

那么，既然我对确定性的要求已经这么高了，我需要怎样来改变呢？

好了，你提出了这个问题就表明你已经有了改的希望了。怎么改变的问题，在后面将讨论到。

要解决对不确定性容忍力低的问题，就要自己彻底地暴露在不确定性的环境当中，让自己对不确定性的环境有一个真实的和客观的认

识，而不是一味地害怕担心，而你的害怕是建立在你的想象基础上的。也就是前面所提到的第二种担忧和焦虑。

第三次活动：认知暴露和认知重建
回顾上次活动当中的内容

让大家做完成句子练习。

在上一次的活动当中，我认为＿＿＿＿＿＿＿＿＿＿最重要。

填写的内容包括：将担忧分为两种，一种是现实存在的，一种是
自己想象出来的；

要提高自己对不确定性的容忍力

……

热身活动——做自己最不擅长的事情

填写句子：我最不擅长的事情是＿＿＿＿＿＿＿＿＿＿＿＿（在这个房间里能够实现的）（可以是唱歌、跳舞、公众演讲、和喜欢的异性搭讪，等等）

通过这个活动让组员暴露在担忧之中，暴露在自己没有把握的情境当中，然后再来讨论各自的感受。同时，要求组员对别人的表演有真诚的和积极的反馈。

当自己面对不擅长的、没有把握的、不能确定的情境时，也许你会感到恐惧和担忧，但是，同时，你也会发现在大部分自己所不熟悉的情境当中，你并没有什么实质性的危险，你所担心的事情，通常都是前面我们所提到的第二种担忧，是自己想象出来的，你现在要做的就是让自己变得更强大起来，能够接受这种不确定性的情境，直到自己能够享受这种不确定性的情境。

那么，我们再来看看我们对担忧和焦虑的两个信念：

- 第一种信念：认为担忧和焦虑对自己是有益的。它让自己可以提前把事情做完，为可能出现的坏的事情做好充足的准备，这样自己就不会变得手忙脚乱了。

- 第二种信念：认为担忧和焦虑对自己是有害的。它让自己变得该焦虑的时候焦虑，不该焦虑担心的时候还是焦虑。比如让我在很多人面前讲话会脸红，考试之前会紧张，想到第二天的事情今天晚上就睡不着等，它对我的生活影响实在是太大了。

列担忧坏处的清单

那么，你对焦虑和担忧的看法是怎样的呢？现在请大家先列一个单子，写出焦虑和担忧对你有哪些不好的影响。写得越详细，越具体越好。

大家有 3 分钟的时间写这张单子。

讨论焦虑对自己不好的方面（可能会引申出很多个人焦虑的问题、身体反应的问题）。

焦虑的坏处：

你焦虑是因为你想得到的比你现在能得到的更多，于是你就开始焦虑和担心了。在面对大家开始讲话的时候，你是不是希望大家能够喜欢你的讲话？觉得你讲的多么幽默和风趣？但，事实上可能你非常不善于演讲，甚至还可能有演讲焦虑，那么你为什么要期望大家喜欢你讲话呢？如果你把期望降低了，期望我能把这个话讲出来就好了，就已经非常满意了，那么就没有可以担心的了。也许还能将你所要讲的内容讲清楚。当然了，这里指的是你已经对演讲做好了准备，却还是会担心和焦虑。如果你没有准备好的话，那么担心和焦虑也就是正常的，这又是另外一种情况了。

列担忧好处的清单

上面讨论了对焦虑和担忧的不好的影响。接下来，我们要写一张单子，详细地记录下焦虑和担忧的好处。

焦虑带来的好处通常包括：提前准备，让自己对环境和情境更加熟悉，使得自己更有掌控感，提升自己应对可能出现的问题的能力。

但是，我们应该认识到，这些都是你在试图控制外界环境，试图让自己成为这个情境的主宰者。你是否能够明显地感觉到你在这方面的控制欲望。

通常情况下，我们需要对外界有一定的控制力，这样才能让我们觉得外界是可靠的，但是当这种需求超过了一定限度的时候，尤其是超出了自己能力的时候，就变成了过度的要求，让人容易变得焦虑和担忧。

因此，我们可以看到对于你能够掌控的事情，你可以很顺利地完成。而对于你不能掌控的事情，你需要怎么办呢？

对于这种不确定性的、令人担忧的、焦虑的事情，我们不是要把它变成确定性的、不用焦虑的事情，而是要认可这种不确定性，接纳这种不确定性，提高自己对这种不确定性的容忍力。

认知层面上了解世界是混沌的，不确定性是随时存在的。确定性的东西只是暂时的。

对不确定性的东西做好各种打算和计划，并且能够接受其中最坏的情况。

如果所有的事情都是确定性的、没有风险的、事先可以预测的，那么生活还有什么意义呢？

这里需要强调的是个人如何接受这种对最坏情况的打算。

很多时候，我们担心、害怕是我们只认为"它"很可怕，而没有实际地去思考它，去面对它，如果你完全暴露在它的面前，你就不会觉得它那么可怕了。即使它出现了最坏的情况，如果你也能够理解和接受，那么就没有什么东西是值得你担心的了。

一个人如果能够接受最坏的情况，那么并不表明这个人是差的，而恰好相反，表明这个人是强大的，这个人的抗打击能力强大。

列最坏可能性清单

从目前来看，你觉得可能会出现的、最坏的情况是＿＿＿＿＿＿

- 走错了厕所（上次在老校区打球的时候）

- 学业失败/大学无法毕业

- 和朋友分手/离婚

- 父母去世

- 出车祸/失去双腿

- 经历地震

这些，你能接受吗？

有统计调查显示，人的一生当中大概有70%的人会经历一次大的灾难。那么，如果你经历了灾难，你平时所担心的事情，和这些灾难比起来如何？如果平时的一些坏事情你都无法接受，那么当灾难来临的时候，你还能坚持下去吗？

如果你没有考虑过这个问题，那么现在请大家认真地考虑一下这个事情。当你认为的最坏的事情发生的时候，你是否能够接受它。

第四次活动：认知暴露和认知重建

热身活动：体会盲人的感觉

两人一组。每组体验3分钟。要绕过桌椅、门之类的东西，要注意安全。

继续上次的活动，没有深入暴露的和积极重建的组员继续开展。

详细记录自己害怕、担心的事情

同时，要求每个人详细地写下自己最害怕的事情，并把它详细地描述出来。鼓励组员每天读一遍，直到再次暴露在该情境中时，组员不再感到害怕。

第五次活动：问题解决训练

热身活动——两人站在同一张报纸上，看谁最后站的报纸最小

需要两个人商量解决问题。

讨论在解决的过程中会遇到哪些问题。

今天要学习的内容是问题解决

我们首先来了解一下问题解决都有哪些具体的步骤（将这五个步骤发给每个组员）。

请大家根据刚才的这个活动讨论如何解决这个问题。

问题解决训练用来处理被试对当前问题的焦虑，包括五个部分：

a）问题定位——这是什么，它的目的是什么

　　这是一个游戏，游戏的目的是取胜（为了大家开心……）

b）问题定义和目标确定——它是怎么操作的，我想得到什么

　　它是怎么玩的，我做这个要达到什么目标，我想得到什么？

c）思考和产生多种解决方法——有哪些办法，可能出现什么问题

　　两个人四只脚尽量地靠拢——（靠得比较近，稍微会有一点点不好意思）

　　每人只用一只脚，并且尽量靠拢——（靠得太近了）

　　女生踩在男生的脚上，这样只用男生的一只脚就行了——（鞋子被踩脏了，男女之间过于亲密接触，会不好意思，不能突破自己的观念）

d）做出决定——分析各种方法的利弊，然后做出取舍（再次看你自己看重的是什么，如果还是决定不了，那么再次审视你的价值观，看怎么做才是最符合你内心需求的），并分别分析

每种方法的利弊（可以列一个表）

e）执行决定和确认效果——执行的时候要坚定，确认效果的时候要客观，目的是给自己以真实的反馈

执行：如果你犹豫了，就要不断地鼓励自己。鼓励组员即使是在不能确定结果的情况下也要将问题解决过程进行下去。让组员想想在这种不确定性的环境中我要怎么做。

如果实在不行，觉得不能这么做，那么就从头开始，定位、定义、确定目标，思考方法，然后做出决定。

确认效果：确认效果的目的是看自己的问题解决方法是否正确，以后在这方面是否需要改正。其次，更加深入地看看，自己这么做了是否真的符合自己的价值观，让自己感到高兴和满意。

请每个组员来完成句子

目前，我遇到的一个急需解决的实际问题是：＿＿＿＿＿＿＿＿＿

让每位组员将自己的问题读出来。

然后邀请志愿者，将其问题作为讨论的问题，看利用这五个步骤，我们应该如何解决这个问题。

（注意：讨论的时候一定要强调我们教的是一个通用方法，希望组员从中学到一些常规方法，即使在某些具体问题上某些专业知识我们不清楚，但是我们依然能用这个步骤解决大部分问题）

（同时要求注意：在讨论解决具体问题的时候，一定要深入讨论，确实能找到解决这个问题的方法。不要强求将每个组员的问题都讨论一遍，而每个人讨论的时间却很短，得到的是一般人想一下就能想到的结论。）

该阶段针对的是问题定位和对不确定性的容忍力。

第六次活动：日常生活

热身活动：享受按摩，享受生活

（一个男生躺在地上，然后大家给他按摩）

然后问这个男生：你是否有更放松的姿势或方式让自己来享受按摩，享受放松？

比如：他全身是否放松，手是否紧张，身体是否会因为在众人的注视之下而感到紧张，脖子是否放松了，是否能够做到真正的全身心放松，能够让自己软得像一摊泥一样。

教会组员如何放松？

- 一个人的时候的放松
- 在公共场所的放松：公交车、火车等
- 在别人注视下的放松：演讲等
- 在特殊情境下的放松，例如在考试、约会、比赛、面见领导时，或在自己出丑、尴尬的时候；当众大声地放屁、走错厕所等时（可以要求成员在接下来的两次小组活动当中当众放屁，然后谈自己的感受）

注意：具体的放松方法如先从头皮，到眼睛，到脸部，到脖子，再一直到脚这种放松可以在各种书上学到，关键要教会组员放松的真谛是让其享受此时此刻。组员恢复到原来的位置，然后开始讨论什么才是放松，如何享受此时此刻。

快乐冥想训练

询问同学们是否有过这样的经历，在临睡之前脑子里面开始幻想自己变得如何高大、如何成功、如何被人喜欢，等等。试着让这种感觉继续，你可以时不时地想想自己。

日常生活的规划

不同的人降低自己担忧和焦虑的方法是不同的。

有的人参加聚会，有的人听音乐，等等。而以我为例，长期体育锻炼是降低焦虑的非常有效的方法。

- 同学开始自由讨论自己降低焦虑的有效方法。
- 应该怎么做？
- 可能平时知道该这么做，但就是坚持不下来，遇到这个问题的时候，应该怎么办？

家庭作业：

准备一份礼物（自己做的、买的都可以，写上自己祝福的话）。下次团队活动的时候，我们把礼物放在一块儿，每个人抽取一份礼物。

第七次活动：评估与结束

热身活动：（15 分钟）

准备小礼物，并写上你的寄语，然后放在一个大盒子里。每人抽一个，打开，然后看和读寄语。

处理结束（80 分钟以内）

- 回顾和总结团体的经验（30 分钟以内）

让组员自由发言，如：

- 对焦虑进行觉察，分成两类：想象的和真实的，应该如何应对……

- 对焦虑的好的和坏的信念
- 对不确定性的容忍力
- 对坏的事情，自己逐步地完全暴露在这些环境中
- 问题解决方案
- 放松，日常生活安排等
- 对自我进行评估（50 分钟以内）

轮流发言：每人 5 分钟以内。

谈谈自己在这一周的小组活动中获得了什么，有什么感受。

完成问卷（30 分钟）

给每位同学发问卷，让他们按照自己的真实想法填写问卷。

后续工作：

● 做一个组员通信录

（将该组人的联系方式给所有人，可以组建微信群继续讨论这个事情）

● 告诉大家在 6 个月以后会发微信推送让他们再次填写问卷，希望他们继续保持好的状态

图书在版编目（CIP）数据

儿童青少年焦虑：发生与预防／杨智辉，崔伟著. ――
重庆：重庆大学出版社，2021. 3
（鹿鸣心理. 心理咨询师系列）
ISBN 978-7-5689-2598-3

Ⅰ. ①儿… Ⅱ. ①杨…②崔… Ⅲ. ①儿童—焦
虑—防治②青少年—焦虑—防治 Ⅳ. ①R749. 7

中国版本图书馆 CIP 数据核字（2021）第 047976 号

儿童青少年焦虑：发生与预防
ERTONG QINGSHAONIAN JIAOLÜ：FASHENG YU YUFANG

杨智辉 崔 伟 著
责任编辑：赵艳君 版式设计：赵艳君
责任校对：刘志刚 责任印制：赵 晟
＊
重庆大学出版社出版发行
出版人：饶帮华
社址：重庆市沙坪坝区大学城西路 21 号
邮编：401331
电话：（023）88617190 88617185（中小学）
传真：（023）88617186 88617166
网址：http：//www. cqup. com. cn
邮箱：fxk@ cqup. com. cn（营销中心）
全国新华书店经销
重庆市国丰印务有限责任公司印刷
＊
开本：720mm×1020mm 1/16 印张：15. 75 字数：213千
2021 年 4 月第 1 版 2021 年 4 月第 1 次印刷
ISBN 978-7-5689-2598-3 定价：69. 00 元